《蘇州全書》編纂出版委員會 編

·醫説續編

蘇州全書

甲編

蘇州大學出版社
古吳軒出版社

蕺山全書

醫説續編卷第十

昆山　周恭　輯

脚氣門

脚氣宜砭刺

楊太受云脚氣是爲壅疾治當以宣通之劑使氣不能成壅也壅既成而盛者宜砭惡血而去其重勢經曰畜則腫熱砭射之也後以藥治之王機微義

南方脚氣病禁

外臺秘要云第一忌嗔嗔則心煩煩則脚氣發又禁大語語則傷肺傷肺亦發動又不得露足當風入水以冷水洗足兩脚脛尤不宜冷雖暑月當須着綿袴至冬寒倍令兩脛温暖得微汗大佳依此將息氣漸

薄損每至寅丑日割手足甲須少侵肉去氣夏時腠理開不宜當風臥睡睡覺令人按挼勿令邪氣稽留數勞動關節當令通暢此並養生之要拒風邪之法也尋常有力每食後行三五百步疲倦便止腳中惡氣隨即下散雖浮腫氣不能上也本方

按發明云第一忌酒及醲酪勿使過度過則損傷脾胃下疰於足脛胕腫遂成腳氣第二慾不可縱嗜慾則腳氣發凡飲食之後宜緩行如上法經云逸者行之又云病在脾禁飽食濕地濡衣

繆刺腳氣

予舊有腳氣疾遇春則足稍腫夏中尤甚至冬腫漸消偶夏間依素問註所說三里穴之所在以溫鍼微

刺之翌日腫消其神效有如此者繆刺且爾況於灸乎有此疾者不可不知

治脚氣有三

千金云脚氣一病最宜鍼灸若鍼而不灸灸而不鍼非良醫也鍼灸而藥藥而不鍼灸亦非良醫也此論甚當

治脚氣說

有同舍爲予言史載之謂脚氣有風濕二種宜瀉不宜補只宜以沉香湯瀉（見既效方）而不許其灸千金方乃載灸法如此其詳豈虛人患脚氣方可灸耶故指迷方云若覺悶熱不得灸蓋有所見也凡灸脚氣三里絶骨爲要而以愛護爲第一予舊有此疾不履濕則

數歲不作若履濕則頻作自後常忌履濕凡有水濕不敢着鞋踐之或立潤地亦不敢久須頻移足而後無恙此亦愛護之第二義也有達官久患脚氣多服八味丸愈亦以脚氣衝心惟此藥能治之

脚瘦弱

有人舊患脚弱且瘦削後灸三里絶骨而脚如故益知黄君鍼灸圖所謂絶骨治脚疾神效信然也同官以脚腫灸承山一穴瘡即乾一穴數月不愈不曉所謂豈亦將攝之失宜耶是未可知也

刺脚腫

執中母氏常久病夏中脚忽腫舊傳夏不理足不敢着艾謾以鍼置火中令熱於三里穴刺之微見血凡

數次其腫如失去執中素患脚腫見此奇效亦以火鍼刺之翌日腫亦消何其速也後常灸之凡治脚腫當先三里而後陽蹻等穴可也

脚腫爛

予患脚氣指縫爛每以茶末摻之愈他日便腫而爛用茶末不效漸腫至脚背上予以爲脚氣使然竊憂之策杖而後敢行偶賣藥僧者見之云可取牀薦下塵摻之如其言摻之而愈此物不值一錢而能愈可憂之疾其可忽哉（並資生經）

脚氣發熱自汗

乙巳年羅安人病發熱自汗心煩身體骨立足痛拘攣不能屈伸飲食不進雖老醫亦不能療召僕治之

六脈弦弱僕曰雖脈似勞實非勞也似腳氣而非正腳氣但當調脾生血其熱必退然後攻足則可望安遍尋諸方皆無對證之藥遂處四白散子與服不半劑熱退能食又處蒼朮丸繼之筋脈伸足能行而愈

良方

北方腳氣

乙巳春平章廉公希憲年三十八身體中肥腳氣始發頭面渾身肢節微痛皆赤色足脛赤腫痛不可忍不敢扶策手近皮膚其痛轉甚起而復臥臥而復起晝夜苦楚難以名狀命省掾曹德裕求予治之平章以北土高寒故多飲酒積久傷脾不能運化飲食下溜之所致投以當歸拈痛湯一兩二錢痛減半再服

痛悉除止有右手指末微赤腫以三稜鍼刺其爪甲端出黑血赤腫全去數日因食濕麵肢體覺痛再以枳實大黄湯治之發明

又

中書粘合公年四旬有一軀幹魁梧丙辰春從征至揚州北之東武隅腳氣忽作遍身肢體微腫其痛手不能近足脛尤甚履不任穿跣以騎馬控兩鐙而以竹器盛之以困急來告予思內經有云飲發于中跗腫于上又云諸痛爲實血實者宜決之以三稜鍼數刺其腫上血突出高二尺餘漸漸如線流於地約半升許其色紫黑頃時腫消痛減以當歸拈痛湯重一兩半服之是夜得睡明日再服而愈本草十劑云宣

可去壅通可去滯內經云濕淫于內治以苦溫羌活苦辛透關節而勝濕防風甘辛溫散經絡中流濕故以爲主水性潤下升麻乾葛苦辛平味之薄者陰中之陽引而上行以苦發之也白术苦甘溫和中勝濕蒼术體輕浮氣力雄壯能去皮膚腠理間濕故以爲臣夫血壅而不流則痛當歸身辛溫以散之使血氣各有所歸人參甘草甘溫補脾胃養正氣使苦劑不能傷胃仲景云濕熱相合肢節煩疼苦參黃芩知母茵陳苦寒乃苦以泄之者也凡酒製炒以爲因用治濕不利小便非其治也猪苓甘溫平澤瀉醎平淡以滲之又能導其流飲故以爲佐氣味相合上下分消其濕使壅滯之氣得宣通也寶鑑

脚氣轉筋由乎血熱

一人筋動於足大指漸漸上來至大腿近腰結了奉養且厚因酒食作此是熱傷血四物湯加酒黄芩紅花蒼术南星愈

氣自脚起入腹如火

氣從脚上起入腹如火者乃虚極也至於火起於九泉之下此病十不救一一法以附子末塞其湧泉穴内以四物湯加降火之藥服妙並治法

膝骭腫痛

一男子年近三十滋味素厚性多焦怒秋間於髀樞左右發痛一點延及膝骭晝靜夜劇痛處惡寒口或渴或不渴膈或痞醫用風藥兼補血藥至次春膝漸

腫痛甚食漸減形羸瘦至春末膝漸腫如栲不可屈伸診其脈弦大頗實寸濇甚大率皆數短其小便必數而短遂作飲食痰積在太陰陽明治之黄栢一兩酒炒生甘草梢三錢生犀角屑三錢蒼朮三錢鹽炒川芎三錢陳皮半兩牛膝半兩木通芍藥各半兩遇暄熱加條芩二錢爲末秤三錢重與薑汁同研細適中以水盪起令沸帶熱食前服之一日夜四次與之半月後數脈漸減痛漸輕去角屑加牛膝敗龜板半兩酥當歸身尾半兩酥如前服之又與半月多腫漸減食漸進不惡寒惟脚膝痠軟未能久立久行去蒼朮黄芩時夏月加炒栢至一兩半餘依本方内加牛膝春夏用莖秋冬用根惟葉汁用之效尤速須絶酒肉濕麵胡椒年紀中年加生地黄半兩冬月

加桂枝茱萸（醫三案）

脚氣潰黄水

淛東僉憲史君素苦足病發則兩足如柱潰黄水踰月乃已已輒復發項彥章診脉告曰六脉皆沉緩沉爲裏有濕緩爲厥厥爲風此病風濕毒俗名濕脚氣是也乃以神芎丸竭之繼進舟車神祐九下濁水數升遂不發動（九靈山房集）

養腎散治脚氣

忠州太守陳逢原傳云某前知坊州因暑中取凉食瓜至秋忽然右腰腿間疼痛連及膝脛曲折不能經月右脚艱於舉動凡治腰脚藥服之無效兒子雲安刑曹偶在商熙助教處得養腎散方服之纔一服移

刻舉身麻痺不數刻間腳遂屈伸再一服即康寧又
坊州監酒某年幾四十虛損兩腳不能行步試與此
藥初進二錢大腿麻木遂能起立再服二錢大小指
拇皆麻迤邐可行三服馳走如舊太室居士得此方
乾道巳丑歲在鄂州都幕府日宋判院審言久病腳
膝緩弱不能行傳之數日來謝此疾經年無藥不服
得方次日即合二服見效五服良愈今有力能拜起
矣後數日又云因浴遍身去薄皮如糊肌骨遂瑩其
效如神其方用全蝎半兩天麻三錢蒼术一兩去黑皮草烏頭
二錢去皮臍生用黑附子二錢炮去皮臍右爲細末拌勻如腎氣豆
淋酒調一大錢豆用黑大豆能除去腰腳筋骨疼痛
其效如神藥氣所至麻痺少時須臾疾隨藥氣頓愈

如是骨髓中痛用胡桃酒下此藥傷寒中風皆治

木瓜蒸艾法

金山長老於張顯學甘露寺齋會上説此方云渠舊患脚氣嘗於天台一僧處傳方用木瓜蒸艾服之漸安後來往金山日日登陟脚復酸重又一堂衆處得此方合服頗覺輕健勝前日方云破故紙炒舶上茴香酒浸一宿炒　葫蘆芭炒　牛膝酒浸一宿　肉蓯蓉酒浸一宿　川續斷揀淨生用　杜仲去粗皮姜汁製一晝夜炒令絲斷黃色用　各四兩同爲細末右用艾四兩去枝梗秤以大木瓜四箇切作合子去盡穰以艾實之用麻線扎定蒸三次爛研和藥爲丸如梧桐子大每服五七十丸温酒鹽湯食後服

脚氣流注四肢

申屠府判傳腳氣流注四肢手指腫痛不可屈伸四物湯去地黄加附子入薑煎服如常法遇疾作時服之必愈　是齋云治腳氣上攻流注四肢結成腫核不散赤熱焮痛及治一切腫毒用甘遂爲細末以水調傅腫處又濃煎甘草一味服之其腫即散二物本相反須兩人買各處安頓切不可相和清流廳子韓詠苦此一服病去七八再服而愈云得之牛馬牙人醫者之意正取其相反故以甘遂傅其外而以甘草引於内所以作效如磁石引鍼之義也並集成

誤治腳氣

趙良仁云予至吴中有徐孟達患兩足瘦重不任行動發則疼痛一日在不發之時求診於予三部脈皆

大而搏手如葱葉無力身半以上則肥盛予以其膏梁美飲食御衆妾嗜慾無窮精血皆不足濕熱又太盛因處以益精血於其下清濕熱於其上二方與之或人言腳氣無補法因聽之不服比三月後其病作一醫用南方法治不效一醫用北方法瀉之卽死于溺器上吁治證不識其虛執方施治若此之誤人者多矣藥要或問

秘結門

蜜兌治便秘

文潞公在北門日盛夏間苦大腑不調公隨行醫官李琬本衢州市戶公不獨終始涵容之又教以醫事公病泄利琬以言動揺之又求速效卽以赤石脂龍

骨乾薑等藥饋公公服之累日不大便其勢甚苦初
虞世共城來見公未坐定語及此事公又不喜服大
黃藥虞世告曰此燥糞在直腸藥所不及請以蜜兑
導之公以爲然時七月中苦熱虞世冒汗爲公作蜜
兑是夕三用藥下結糞四五十枚大如胡桃色黑如
橡栗公二三日間飲食已如故良方

偶瀉愈便結

子和曰頃有老人年八十歲臟腑澁滯數日不便每
臨後時目前星飛頭目昏眩鼻塞腰痛積漸食日減縱
得少便結燥如彈一日友人命食血藏葵羨菠薐菜
遂頓食之日日不乏前後皆利食進神清年九十歲
無疾而終圖經云菠薐寒利腸胃芝麻油炒而食之

利大便寬腸利小溲年老之人大小便不利最爲急切此蓋偶得瀉法耳

大便少而頻

太康劉倉使病大便少而頻日七八十次常於兩股間懸半枚瓠蘆如此十餘年戴人見之而笑曰病既頻而少欲通而不得通也何不大下之此通因通用也此一服藥之力乃與藥大下二十餘行頓止

臂麻不便

鄆城梁賈人年六十餘忽曉起梳髮覺左手指麻斯須半臂麻又一臂麻斯須頭一半麻比及梳畢從脇至足皆麻大便二三日不通往問他醫皆云風也或藥或鍼皆不解求治于戴人戴人曰左手三部脈皆

伏比右手小三倍此枯澁痺也不可純歸之風亦有火燥相兼乃命一涌一泄一汗其麻立已後以辛凉之劑調之潤燥之劑濡之惟小指次指尚麻戴人曰病根已去此餘烈也方可鍼谿谷谿谷者骨空也一日晴和往鍼之用靈樞雞足法向上卧鍼三進三引訖復卓鍼起向下卧鍼送入指間皆然手熱如火其麻全去昔劉河間作原病式常以麻與澁同歸燥門中眞知病機者也

大便燥結

戴人過曹南省親有姨表兄病大便燥澁無他證常不敢飽食飽則大便極難結實如鐵石或三五日一如圊目前星飛鼻中血出肛門連廣腸痛痛極則發

昏服藥則病轉劇凡巴荳芫花甘遂之類皆用之過多則困瀉止則復燥如此數年遂畏藥性暴急不服但病卧待盡戴人過診其兩手脈息俱滑實有力以大承氣湯下之繼服神芎丸麻仁丸等藥使食菠薐葵菜及猪羊血作羮百餘日充肥親知見駭之嗚呼粗工不知燥分四種燥於外則皮膚皺揭燥於中則精血枯涸燥於上則咽鼻焦乾燥於下則便溺結祕夫燥之爲病陽明化也水液衰少故如此然可下之法當擇藥而巴荳可以下寒甘遂芫花可以下濕大黄朴硝可以下燥各有宜用故内經曰辛以潤之鹹以耎之周禮亦曰以滑養竅並儒門事親

風祕

攢宮有一老人患風秘八九日不通有木匠授以此方只一服見效用不蛀皂角當中取一寸許去黑皮以沸湯半盞泡上用盞蓋定候通口服之先辦少粥通後即食方是齋

○淋秘門

小便不利治法

治小便有隔二隔三之治如因肺燥不能生水則清肺金此隔二如不因肺燥但膀胱有熱則直瀉膀胱火此正治如因脾濕不運精氣不升故肺不能生水則當燥脾健脾此隔三清肺用車前子茯苓之類瀉膀胱用黃栢知母之類健脾燥脾用蒼术白术之類有氣結於下宜升又諸治法不通則用吐法蓋氣承

載其水耳吐之則氣升氣升則水降矣

淋澄治法

淋澄有五皆屬于熱解熱利小便爲最用山梔子之類同虎杖甘草煎湯服下焦熱結血淋用小薊腎虚極而淋者當補腎精及利小便不可獨瀉老人氣虚者人參白术帶木通山梔亦有死血作淋者牛膝膏亦能損胃不食痰熱隔滯中焦淋澀不通用玄明粉大抵淋證不可發汗汗之必便血

苦杖治沙石淋

鄞縣武尉耿夢得其内人患沙石淋者十三年每漩痛楚不可忍溺器中小便下沙石碌碌有聲百方不效偶得一方用苦杖根俗呼杜牛膝者多取淨洗碎

之一合以水五盞煎至一盞去滓用麝香乳香少許調服一夕而愈目所見也良方

五倍子治遺瀝

予壯年寓學忽有遺瀝之患因閱方書見有用五倍子末酒調服者服之而愈藥若相投豈在多品而亦無事於灸也故附著于此

淋疾服王不留行

若欲治淋疾則有王不留行子神效彭侍郎以治張道士服三粒愈見既效方有婦人患淋臥病久之服諸藥愈甚其夫入夜來告急予令取此花葉十餘葉令研細煎服翌朝再來云病已減八分再與數葉煎服卽愈一名剪金花一名金盞銀臺並資生經

沙石淋

酒監房善長之子年十三病沙石淋已九年矣初因瘡疹餘毒不出作便血或告之令服太白散稍止後又因積熱未退變成淋秘每發則見鬼神號叫驚鄰里適戴人客鄧墻寺以此病請戴人曰諸醫作腎與小腸病者非也靈樞言足厥陰肝之經病遺溺秘癃秘謂小溲不行癃謂淋瀝也此乙木之病非小腸與腎也木爲所抑火來乘之故熱在脬中下焦爲之約結成沙石如湯瓶煎煉日久熬成湯鹻今夫羊豕之脬吹氣令滿常不能透豈真有沙石而能漏者耶以此知前人所説服五石丸散而致者恐未盡然内經曰木鬱則達之先以瓜蒂散越之次以八正散加湯

餡等分頓啜之其沙石自化而下

二便秘

屈村張氏小兒年十四歲病約一年半矣得之夏秋發則小腸大痛至握其峻跳躍旋轉號呼不已小溲數日不能下下則成砂石大便秘澀肛門脫出一二寸諸醫莫能治聞戴人在朱葛寺避暑乃負其子而來請戴人戴人曰今日治今日效時日在辰巳間矣以調胃承氣僅一兩加牽牛頭末三錢汲河水煎之令作三五度嚥之又服苦末丸如芥子許六十粒日加晡上涌下泄一時齊出有膿有血涌泄既覺定令飲新汲水一大盞小溲已利一二次矣是夜飲新水凡二三十遍病去九分止哭一次明日困臥如醉自

晨至暮猛然起走索食於母歌笑自得頓釋所苦繼與太白散八正散等調一日大差恐暑天失所養留五日而歸戴人曰此下焦約也不吐不下則下焦何以開不令飲水則小溲何以利大抵源潔則流清也

膏淋

鹿邑一閥閱家有子二十三歲病膏淋三年矣鄉中醫不能治往京師遍訪多作虛損補以溫燥灼以鍼艾無少減聞戴人僑居濦東見戴人曰惑蠱之疾也亦曰白淫實由少腹寃熱非虛也可以涌泄其人以時暑憚其法峻不決者三日浮屠一僧曰予以有暑疾近覺頭痛戴人曰亦可涌顧與君同之毋畏也於是涌痰三升色如黑礬汁內有死血并黃綠水又瀉

積穢數行尋覺病去方其來時面無人色及治畢次日面如醉戴人慮其暑月路遠又處數方使歸以自備云

淋

戴人過息城一男子病淋戴人令頓食鹽魚少頃大渴戴人令恣意飲水然後以藥治之淋立通淋者無水故澀也並儒門事親

小便不利

北京人王善甫爲京兆酒官病小便不通漸目睛凸出腹脹如鼓膝以上堅硬皮膚欲裂飲食不下甘淡滲泄之藥皆不效東垣曰疾急矣而非精思不能處治容歸而思之夜參半忽攬衣而起曰吾得之矣內

經有云膀胱者津液之府必氣化而能出焉渠輩已
用滲泄之藥而病益甚是氣不化也啓玄子云無陽
則陰無以生無陰則陽無以化甘淡氣薄皆陽獨陽
無陰欲化得乎明日以羣陰之劑投之不再服而愈
方名滋腎丸方試效

酸多食之令人癃

至元巳巳上都住夏月太保劉仲晦使引進史柔明
來曰近一兩月作伴數人皆有淋疾是氣運使然是
水土耶予思之此間别無所患此疾獨公所有之殆
非運氣水土使然繼問柔明近來公多食甚物曰宜
使賜木瓜百餘對遂多蜜煎之每客至以此待食日
三五次予曰淋由此也内經曰酸多食之令人癃可

與太保言之奪飲則已一日太保見予問曰酸味致淋其理安在予曰小便主氣鍼經云酸入於胃其氣濇以收上之兩焦弗能出入也不出則留胃中胃中溫和則下注膀胱之胞胞薄以懦得酸則縮綣約而不通水道不行故癃而澀乃作淋也又曰陰之所生本在五味陰之五宮傷在五味口嗜而欲食之必自裁制勿使過焉五味過則皆能傷其正豈止酸味耶太保嘆曰凡為人子不可不知醫信哉

小便數而欠

中書右丞哈剌哈孫病小便數而欠日夜約去二十餘行臍腹脹滿腰腳沉重不得安臥至元癸未季春下旬奉旨治之遂往診視脈得沉緩時時帶數嘗記

小便不利者有三不可一槩而論若津液偏滲於腸胃大便泄瀉而小便澁少一也宜分利而巳若熱摶下焦津液因熱濕而不行二也必滲泄則愈若脾胃氣澀不能通利水道下輸膀胱而化者三也可順氣令施化而出也今右丞平素膏粱濕熱內蓄不得施化膀胱竅澀是以起數而見少也非滲泄利分則不能快利遂處一方名曰茯苓琥珀湯內經曰甘緩而淡滲熱摶津液內蓄臍脹腹滿當須緩之泄之必以甘平爲主是用茯苓爲君滑石甘寒滑以利竅猪苓琥珀之淡以滲泄而利水道故用三味爲臣脾惡濕濕氣內蓄則脾氣不治益脾勝濕必用甘爲助故以甘草白术爲佐鹹入腎鹹味下泄爲陰澤瀉之鹹以

瀉伏水腎惡燥急食辛以潤之津液不行以辛散之桂枝味辛散濕潤燥此爲因用故以二物爲使煎用長流甘爛水使不助其腎氣大作湯劑令直達於下而急速也兩服減半旬日良愈並寶鑑

猪尿胞治溲閉

治小便不通諸藥無效或轉胞至死此法用之便自出用猪尿胞一箇底頭出箇小竅兒著翎筒通過放在竅內根底細線繫定翎筒口子細杖子堵定上用黄蠟封尿胞口頭吹滿氣十分繫定了再用手捻定翎筒根頭放了黄蠟堵塞其翎筒放在小便頭放開翎筒根頭手其氣透裏自然小便即出大有神效

脚疼後大小便不通

一婦人脾疼後患大小便不通此是痰隔中焦氣聚下焦用二陳湯加木通初服後查再煎探吐之愈

燥熱傷下焦致溲澀

一人燥熱傷下焦致小便不利當養陰當歸地黄知母黄栢牛膝茯苓生甘草白术陳皮之類並治法

濕邪在表小便不利

甲午秋一婦人年五十初患小便澀醫與八正散等劑小腹轉急脹不通身如芒刺予以爲所感淋淫雨濕邪上居表因用蒼术爲君附子佐之發其表一服即汗小便即時便通

老人便祕

馬參政父年八旬初患小便短澀因服分理藥太過

遂致閉塞涓滴不出趙良仁以爲飲食太過傷其胃陷於下焦用補中益氣湯一服小便通因先多服分利藥損其腎氣遂致通後遺尿一夜不止急補其腎然後已凡醫之治是證未有不用泄利之劑者安能顧其腎氣之虛者哉特表而出之以爲世人之戒（並藥要或問）

小便淋痛爲服熱劑所致

金華申叔明年七十因壯年踏冷患疝氣常服蒼朮烏附等二十餘年疝氣少止卻患小便淋痛十有三年又服朴硝大黃諸治淋之藥百方俱試並無一效至是春項頸帶左邊發一疽連及缺盆可尺許不能食淋痛愈加必須叫號其瘡滛潰膿血淋漓精神困

德時正六月診其脉兩手澀短左微似弦狀輕重皆近五至丹溪謂此瘡皆前烏附積毒所致此淋亦因前燥烈之藥凝積滯血蓄膀胱況澀脉爲敗血短脉爲血少耗遂令溺後視之有物出如敗膿者否視之果然思之痛甚則傷血叫號亦傷血遂先治淋令取牛膝根并莖葉煎取濃汁卻煎四物湯作大料與服三日後痛漸減前所謂敗膿者至是漸少五七日後淋病痊安比時瘡勢亦定蓋四物能生血也但飲食減少瘡未歛耳遂用當歸白朮黃芪大劑於瓦器熬成膏以陳皮甘草半夏縮砂木香煎取清汁調藥膏飲之遂漸能食及一月而瘡安醫案

淋下如漆栗

大[illegible]云鄭廉使之子年十六求醫曰我生七箇月患淋病五日七日必一發其發也大痛搯地叫天水道方行狀如漆如粟者約一盞許然後定診其脉輕則澀重則弦視其形瘦而稍長其色青而蒼意其父必因多服下部藥遺熱在胎留於子之命門而然遂以紫雪和黄栢末如梧桐子大曬十分乾而與二百九作一服經二時又與三百丸作一服率以熱湯下以食物壓之又經半日痛大作連腰腹水道乃行下如漆粟者一大椀許其病減十分之八後張子中以陳皮一兩桔梗木通各半兩作一貼與之又下漆粟者一合許遂安父得燥熱且能病子況母得之者乎予書此以證東垣紅絲瘤之事發揮

溲祕爲積痰在肺

一男子病小便不通他醫治以利藥益甚丹溪診之右寸頗弦滑曰此積痰病也積痰在肺肺爲上焦而膀胱爲下焦上焦閉則下焦塞譬如滴水之器必上竅通而後下竅之水出焉乃以法大吐之吐已病如失

膏淋爲三陽病

郡史虞東村内子王年盛嗜酒且善食忽疾作肌肉頓消骨立呂元膺診其脉則兩手三部皆數而左口尤躁疾遂語虞曰此三陽病一水不能勝五火乃移熱於小腸不癃則淋王曰前溲如脂者巳數日語未竟趨入臥内旋及需其溺器以視則如飪釜置烈火

湧沸不少休元膺以虎杖滑石石膏黃栢之劑清之痛稍却而湧沸猶爾也繼以龍腦辰砂末之蘸以椑柹食方寸匕沸輒止（並九靈山房集）

中滿溲祕爲氣化失常

滑伯仁在儀真時御史中丞入臣亦家焉其內人病艱於小溲中滿喘渴門僧寶頗知醫投以渠麥梔芩諸滑利藥而閉益甚召伯仁候其脉三部皆弦而澀伯仁曰經云膀胱者州都之官津液藏焉氣化則能出矣所謂水出高源者也膻中之氣不化則水液不行病因於氣徒行水無益也法當治上焦乃製朱雀湯倍以枳桔煎用長流水一飲而溲再飲氣平數服病已

溲閉爲火盛水衰

端君寶毋六十餘病小溲閉若淋狀小腹脹口吻渴邀滑伯仁診其脉沉且澀曰此病在下焦血分陰火盛而水不足法當治血血與水同血有形而氣無形有形之疾當以有形治之即以東垣方滋腎丸治之而愈並白雲集

腹脹小便不通

紹興劉駐泊汝翼云魏郊知明州時宅庫之妻患腹脹小便不通垂殆隨行御醫某人治此藥令服遂愈瓜蔞不拘多少焙乾碾爲細末每服三錢重熱酒調下不能飲者米飲調下頻進數服以通爲度是齋方

〇黃疸門

黃疸善食

一男子作贅偶病疸善食而瘦四肢不舉面黃無力其婦翁欲棄之其女子不肯曰我已生二子矣更適他乎婦翁本農者召婿欲作勞見其病甚每日辱詬人教之餌膽礬丸三稜丸了不關涉鍼灸祈禳百無一濟戴人見之不診而療使服涌劑去積痰宿水一斗又以泄水丸通經散下四五十行不止戴人命以氷水一盂飲之立止次服平胃散等間服檳榔丸五七日黃退力生蓋脾疸之證濕熱與宿穀相搏故也俗謂之食勞黃

治疸得失

朱葛周黃劉三家各有僕病黃疸戴人曰僕役之職

飲食寒熱風暑濕寒尋常觸冒恐難調攝虛費治功其二家留僕於戴人所從其飲餌其一僕不離主人執役三人同服苦劑以涌之又服三花神祐丸下之五日之間果二僕愈而一僕不愈竟如其言也

黃疸食灰

蔡寨一女病黃遍身浮腫面如金色困乏無力不思飲餌惟喜食生物灰炭之屬先以苦劑蒸餅爲丸涌痰一椀又以舟車丸通經散下五七行如墨汁更以導飲丸磨食散氣不數日肌肉如初

黃病可下

安喜趙君玉爲省掾日病發遍身黃往問醫者醫云君乃陽明證公等與麻知幾皆受訓於張戴人是商

議喫大黃者難與論病君玉不悅歸自揣無別病乃取三花神祐丸八十粒服之不動君玉乃悟曰予之濕熱盛矣此藥尚不動以舟車丸濬川散作劑大下一斗糞多結者一夕黃退君玉由此益信戴人之言並儒門事親

穀疸治驗

兀顏正卿丙寅二月間因官事勞役飲食不節心火乘脾脾氣虛弱又以恚怒氣逆傷肝心下痞滿四肢困倦身體麻木次傳身目俱黃微見青色顏黑心神煩亂怔忡不安兀兀欲吐口生惡味飲食遲化時下完穀小便癃閉而赤黑辰巳間發熱日暮則止四月尤甚其子以危急求請治之其說其事診其脈浮而

緩金匱要畧云寸口脉浮爲風緩爲痺痺非中風四肢苦煩皮色必黄瘀熱以行趺陽脉緊爲傷脾風寒相搏食穀則眩穀氣不消胃中苦濁濁氣下流小便不通陰被其寒熱流膀胱身體盡黄名曰穀疸宜以茯苓梔子茵陳湯主之一服減半二服良愈

身熱痿黄

一小兒身體蒸熱胷膈煩滿皮膚如潰橘之黄眼中白睛亦黄筋骨痿弱不能行立此由季夏之熱加以濕令而蒸熱薄於經絡入於骨髓使臓氣不平故脾逆乘心濕熱相合而成此疾也蓋心火實則身體蒸熱胸膈煩滿脾濕勝則皮膚如潰橘之黄有餘之氣必乘巳所勝而侮不勝是腎肝受邪而筋骨痿弱不

能行立內經言脾熱者色黃而肉蠕動又言濕熱成痿信哉斯言也此所謂子能令母實實則瀉其子也若脾土退其本位腎水得復心火自平矣又內經曰治痿獨取於陽明正謂此也予用加減瀉黃散主之一服減半待五日再服而良愈

陰黃

至元丙寅六月時雨霖霪人多病瘟疫真定韓君祥因勞役過度渴飲凉茶及食冷物遂病頭痛肢節亦疼身體沉重胷滿不食自以爲外感傷用通聖散兩服藥後添身體困甚方命醫治之醫以百解散發其汗越四日以小柴胡湯二服後加煩熱躁渴又六日以三乙承氣湯下之躁渴尤甚又投白虎加人參柴

胡飲子之類病愈增又易醫用黃連解毒湯硃砂膏至寶丹之類至十七日後病勢轉增傳遍身目俱黃肢體沉重背惡寒皮膚冷心下痞硬按之而痛眼澀不欲開目睛不了了懶言語自汗小便利大便了而不了命予治之診其脉緊細按之空虛兩寸脉短不及本位此證得之因時熱而多飲冷加以寒凉藥過度助水乘心反來侮土先因其子後薄其母經云薄所不勝乘所勝也時值霖雨乃寒濕相合此爲陰證發黃明也予以茵陳附子乾薑湯主之內經云寒淫于内治以甘熱佐以苦辛濕淫所勝平以苦熱以淡滲之以苦燥之附子乾薑辛甘大熱散其中寒故以爲主半夏草荳蔻辛熱白术陳皮苦甘溫健脾燥濕

故以爲臣生薑辛温以散之澤瀉甘平以滲之枳實苦微寒泄其痞滿茵陳苦微寒其氣輕浮佐以薑附能去膚腠間寒濕而退其黄故爲佐使也煎服一兩前證減半再服悉去又與理中湯服之數日氣得平復或者難曰發黄皆以爲熱今暑隆盛之時又以熱藥治之何也予曰理所當然不得不然成無已云陰證有二一者始因外傷寒邪陰經受之或因食冷物傷太陰經也二者始得陽證以寒治之寒凉過度變陽爲陰也今君祥因天令暑熱傷脾過服寒凉陰氣大勝陽氣欲絶加以陰雨寒濕相合發而爲黄也仲景所謂當於寒濕中求之李思順云解之而寒凉過劑瀉之而逐寇傷君正謂此也聖賢之制豈敢越哉

或曰潔古之學有自來矣（並寶鑑）

○消渴門

論消渴爲三焦受病

東垣云消渴之疾三焦受病也上消者肺也多飲水而少食大便如常小便清利知其燥在上焦也治宜流濕以潤其燥消中者胃也渴而飲食多小便赤黄熱能消穀知其熱在中焦也宜下之下消者腎也初發爲而膏淋謂淋下如膏油之狀至病成面色黧黑形瘦而耳焦小便濁而有脂液治法宜養血以肅清分其清濁而自愈也（活法機要）

論調理消渴

張子和曰初虞世言凡渴疾未發瘡瘍便用大黄寒

藥利其勢使大困大虛自勝如發瘡瘍膿血流漓而殞此眞俗言也故巴郡太守奏三黄丸能治消渴余嘗以隔數年不愈者減去朴硝加黄連一觔作兩劑以長流千里水煎五七沸放冷日呷之數百次以桂苓甘露散白虎湯生藕節汁淡竹瀝生地黄汁相間服之大作劑料以代飲水不日而痊故消渴一證調之而不下則小潤小濡固不能殺炎上之勢下之而不調亦旋飲旋消終不能沃鬲膜之乾下之調之而不減滋味不戒嗜慾不節喜怒病已而復作能從此三者消渴亦不足憂矣 儒門事親

韭苗治渴

秦運副云有人消渴引飲無度或令食韭苗其渴遂

止法要日喫三五兩或炒或作羮無入鹽極效但喫得十觔即佳過清明勿喫食醬無妨本草

薑汁治渴

昔有消渴者日飲數斗劉完素以生薑自然汁一盆置之密室中具罌杓於其間使其人入室從而鏁其門病人渴甚不得已而飲減盡渴減得內經辛以潤之之旨又內經治渴以蘭除其陳氣亦辛平之劑也劉完素之湯劑雖用此一味亦必有傍藥助之也

消中爲主勝客逆

古廉韓子玉父年踰六旬有三病消渴至冬添躁熱須裸袒以冰水噴胸腋乃快日食肉麵數四頃時即饑如此月餘命予治療診得脉沉細而疾予以死決

之子玉及弟泣跪予前曰病固危篤君盡心救治則死而無悔予答曰夫消之爲病其名不一曰食㑊曰消中曰宣疾此膏粱之所致也陽明化燥火津液不能停自汗小便數故飲一溲二胃熱則消穀善饑能食而瘦王叔和云多食亦饑虛是也此病仲景所謂春夏劇秋冬差時制故也令尊令當差之時反劇乃腎水乾涸不能制其心火而獨旺於不勝之時經曰當所勝之時而不能制名曰眞强乃孤陽絕陰者也且人之身元氣爲主天令爲客此天令大寒尚不能制其熱何藥能及內經曰主勝逆客勝從正以此也設從君治療徒勞而已固辭而歸遂易醫與灸不數日而卒其後子玉感予之誠相好愈厚

消渇治法

順德安撫張耘夫年四十五歲病消渇舌上赤裂飲水無度小便數多先師以生津甘露飲子治之旬日良愈古人云消渇多傳瘡瘍以成不救之疾既效亦不傳瘡瘍享年七十五歲而終論曰消之爲病燥熱之氣勝也内經曰熱淫所勝佐以甘苦以甘瀉之熱則傷氣氣傷則無潤折熱補氣非甘寒之劑不能故以石膏甘草之甘寒爲君啓玄子云滋水之源以鎮陽光故以黄連黄栢梔子知母之苦寒瀉熱補水爲臣以當歸麥門冬杏仁全蝎連翹白芷白葵蘭香耳辛寒和血潤燥爲佐以升麻柴胡苦平行陽明少陽二經白荳蔻木香藿香華澄茄反佐以取之因用桔

梗爲舟楫使浮而不下也先師嘗謂予曰潔古老人有云能食而渴者白虎倍加人參大作湯劑多服之不能食而渴者錢氏白术散倍加葛根大作湯劑廣服之並寶鑑

熱齊治渴誤

方惟益患消渴衆醫以爲腎虚水竭津不能上升合附子大丸服之既服渴益甚舊有目疾兼作其人素豐肥因是頓瘦損倉皇中召滑伯仁往視之伯仁曰陰陽之道相爲損益水不足則濟以水火不足則濟以火未聞水不足而以火濟之不焦則枯乃令屏去前藥以寒劑下之蕩去火毒繼以苦寒清潤之劑竟月乃平復云白雲集

繅絲湯治渴

繅絲湯治口乾消渴者可用此吐之此物屬火有陰之用能瀉膀胱水中相火引清氣上朝於口丹溪本草

消渴有蟲

苦楝根取新白皮一握切焙入麝少許水二梡煎至一梡空心飲之雖困頓不妨自後下蟲三四條狀如蚘蟲其色眞紅而渴頓止乃知消渴一證有蟲耗其津液者

　

醫說續

醫說續卷一

三六

醫説續編卷第十一

崑山　周恭　輯

腫脹門 附陰腫

論水腫生死用藥法

水腫因脾虛不能行濁氣氣聚則爲水水漬妄行當以參朮補脾使脾氣得實則自能健運得以升降運動其根機則水自行非五苓神祐之行水也宜補中行濕利小便水自通行切不可下用二陳湯加白朮人參蒼朮爲主佐以黃芩麥門冬制肝木茯苓木通一本加炒山梔制肝補脾若腹脹少佐厚朴氣不運加木香木通氣若陷下升麻柴胡提之隨病加減必須補中切不可下水腫五不治者五臟齊損故也口出血水者不

治三五日死水腫本在中宮腰已上腫宜汗腰已下腫宜利小便此仲景要法諸家只知治濕當利小便之説執此一塗用去水之藥者多死水腫脉多沉病陽水兼陽證脉必沉數病陰水兼陰證脉必沉遲（治法）

蘘荷解蠱毒

干寶外姊夫蔣士先得疾下血言中蠱家人密以蘘荷置其席下忽大笑曰蠱我者張小也乃收小小走自此解蠱毒藥多用之周禮蔗氏以嘉草除蠱毒宗懔謂嘉草即蘘荷是也（搜神記）

瘧後腫脹

莊季裕云予自許昌遭金狄之難憂勞艱危衝冒寒暑避地東方丁未八月抵泗濱感痞瘧既至琴川爲

醫妄治榮衛衰耗明年春末尚苦胕腫腹脹氣促不能食而大便利身重足痿杖而後起得陳了翁家專爲灸膏肓俞自丁亥至癸巳積三百壯灸之次日即胸中氣平腫脹俱損利止而食進甲午巳能肩輿出謁後再報之仍得百壯自是疾證頓減以至康寧時親舊間見此殊功後灸者數人宿痾皆除孫眞人謂若能用心方便求得其穴而灸之無疾不愈信不虛也鍼灸四書

赤土治陰腫

有人陰腫醫以赤土塗之令服八味丸而愈一兒陰腫醫亦以赤土塗之愈若久病而陰腫病巳不可救宜速灸水分穴蓋水分能分水穀水穀不分故陰腫

不特陰腫他處亦腫也尤宜急服禹餘糧丸云既効方

水腫鍼忌

水腫惟得鍼水溝若鍼餘穴水盡即死此明堂銅人所戒也庸醫多爲人鍼水分殺人多矣若其他穴亦有鍼得差者特幸焉耳不可爲法也或用藥則禹餘糧丸爲第一予屢見人服驗故書于此然灸水分則最爲要穴也

灸水腫

有里醫爲李生治水腫以藥飲之不效以受其延待之勤一日忽爲灸水分與氣海穴翌早觀其面如削矣信乎水分之能治水腫也明堂故云若是水病灸大良蓋以此穴能分水不使妄行云耳但不知明堂

又云鍼四分者豈治其他病當鍼四分者耶（並資生經）

腹脹吐蟲

子和云余昔過夏邑西有婦人腹脹如鼓飲食乍進乍退寒熱更作而時吐嘔且三載矣師覡符咒無所不至惟俟一死會十月農隙田夫聚獵一犬役死磔于大樹下盤根遺腥在其上病婦偶至樹根頓覺昏憒眩瞀不知人枕于根側口中蟲出其狀如蛇口眼皆具以舌舐其遺腥其人驚見以兩袖裹其手拔蟲頭極力出之且二尺許重幾斤剖而視之以示諸人其婦遂愈此正與華元化治法同蓋偶得吐法耳

風水

張小一初病疥把搔變而成腫喘不能食戴人斷爲

風水水得風而暴腫故遍身皆腫先令浴之乘腠理開發就燠室中用酸苦之劑加全蝎一枚吐之節次用藥末至三錢許出痰約數升汗隨湧出腫去八九分隔一日臨臥向一更來又下神祐丸七十餘粒三次嗽之至夜半動一行又續下水煮桃紅丸六十丸以麝香湯下又利三四行後二三日再以舟車丸通經散及白朮散調之愈

又

曹典吏妻產後憂恚抱氣渾身腫繞陰器皆腫大小便如常其脈浮而大此風水腫也先以虀水撩其痰以火助之發汗次以舟車丸濬川散瀉數行後四五日方用苦劑涌訖用舟車丸通經散過十餘行又六

日舟車濬川復下之末後用水煑桃紅丸四十餘丸不一月如故前後涌者二瀉凡四通約百餘行當時議者以爲倒布袋法耳病再來則必死世俗只見塵中貨藥者用銀粉巴荳塌腫者暫去復來必死以爲驚俗豈知此法乃内經治鬱之玄妙且兼此藥皆小毒無毒之藥豈有反害者哉但愈後忌愼房室等又况風水不同塗水無復來之理

水腫

南鄉張子明之母極肥偶得水腫四肢不舉戴人令上涌汗而下泄之去水三四斗初下藥時以草貯布囊高支兩足而卧其藥之行自腰巳上水覺下行自足巳上水覺上行之狀如蛇走墜如線牽四肢森然

凉寒會於臍下而出不旬日間病大減餘邪未盡戴人更欲用藥竟不能從其言

停飲中滿

涿郡周敬之自京師歸鹿邑道中渴飲水過多漸成腫滿或用三花神祐丸憚其太峻或用五苓散分利水道又太緩淹延數月終無一效蓋粗工之技止於此耳後手足與腎皆腫太小便皆秘託常仲明求治于戴人戴人令仲明付藥比及至已殁矣戴人曰病水之人其勢如長川泛溢欲以杯杓取之難矣必以神禹决水之法斯愈矣

水腫睪丸

霍秀才之子年十二歲睪丸一旁腫胎戴人見之曰

此因驚恐得之驚之爲病上行則爲嘔血下則腎傷而爲水腫以琥珀丸通經散一瀉而消散

腹脹成水氣

蹴踘張承應年幾五十腹如孕婦面黄食減欲作水氣或令服黄芪建中湯及温補之劑小溲淵閉從戴人療焉戴人曰建中湯攻表之藥也古方用之攻裏已誤也今更以此取積兩重誤也先以涌劑吐之置火於其旁大汗之次與猪腎散四錢以舟車丸引之下六缶殊不困續下兩次約三十餘行腹平軟健啖如昔常仲明云向聞人言瀉五六缶人豈能任及聞張承應渠云誠然乃知養生與攻病本自不同今人以補劑療病宜乎不效並儒門事親

按子和之書非子和之筆也特麻徵君文之耳丹溪曰脾虚不能行濁氣氣聚則爲水水漬妄行當補脾氣自能健運得以升降運其根機則水自行此千古聖人之至言也而常氏云今人以補劑療病宜乎不效是何言也且人之所賴以生者元氣爲之耳苟不顧元氣以爲本專行峻利之藥以治病吾恐不能無虚虚之禍也雖曰稠痰宿垢非逐不可先哲自有活法之機有可不可之式存焉嗚呼一言之錯千載貽誚凡游是術者能不博通以意爲醫乎

濁氣在上則生䐜脹

范天騋郎中夫人八月中先因勞役飲食失節加之

憂思氣結心腹脹滿旦食不能暮食兩脇刺痛診其脈弦而細至夜濁陰之氣當降而不降䐜脹尤甚大抵陽主運化飲食勞倦損傷脾胃陽氣不能運化精微聚而不散故爲腹滿黃帝鍼經五亂篇云清氣在陰濁氣在陽亂於胸中是爲大悗內經曰清氣在下則生飧泄濁氣在上則生䐜脹此陰陽返作病之逆從也先灸中脘乃胃之募引胃中生發之氣上行陽道又以木香順氣湯助之使濁氣自降矣發明

感濕浮腫

至元戊寅五月間霖霪積雨不止魯齋許平仲先生時年五十有八面目肢體浮腫大便溏多腹脹腸鳴時痛飲食減少命予治之脈得弦細而緩先生曰年

壯時多曾服牽牛大黃藥面目四肢時有浮腫今因陰雨故大發予曰營運之氣出自中焦中焦者胃也胃氣弱不能布散水穀之氣榮養臟腑經絡皮毛氣行而澀爲浮腫大便溏多而腹痛腸鳴皆濕氣勝也四時五藏皆以胃氣爲本五藏有胃氣則和平而身安若胃氣虛弱不能運動滋養五藏則五藏脉不和平本藏之氣盛者其脉獨見輕則病甚過則必死故經曰眞藏之脉弦無胃氣則死先生之疾幸而未至於甚尚可調補人知服牽牛大黃爲一時之快不知其爲終身之害也遂用平胃散加白术茯苓草荳蔻仁數服而腹脹溏瀉腸鳴時痛皆愈飲食進止有肢體浮腫以導滯通經湯主之良愈內經曰濕淫所勝

平以苦熱以苦燥之以淡泄之陳皮苦温理肺氣去滯氣故以爲主桑白皮甘寒去肺中水氣水腫臚脹利水道故以爲佐木香苦辛温除肺中滯氣白术苦甘温能除濕和中以苦燥之白茯苓甘平能止渴除濕利小便以淡泄之故以爲使也寶鑑

水蠱腹脹

紹興術士朱𦴨衣名甫苦水蠱腹脹醫者只令服嘉禾散久之不效葛丞相授以此法即安右取嘉禾散四柱散細末各等分合和令勻依法煎服

治水氣方

王尚之提刑傳云武義縣方治數人甚妙用黄顙魚一箇葫荳一合許右煮淡羹頓食紹興張醫升之云

以商陸根煑菉荳令熟去商陸取菉荳任意食之亦妙王氏博濟方第二卷逐氣散與此藥大同小異（已上並百乙方）

水腫五不治

水有十種不可治者有五第一脣黑傷肝第二缺盆平傷心第三臍出傷脾第四背平傷肺第五足下平滿傷腎此五傷必不可治

腹上忌出水

凡水病忌腹上出水出水者一月死大忌之（並千金方）

論鼓脹用藥治法

鼓脹治法實者下之削之次補之虛者温之升之補為要實者按之堅而痛虛者按之堅而不痛朝寬暮

急者血虛暮寬朝急者氣虛終日急者氣血俱虛又名単鼓其詳在格致餘論中用藥大補中氣行濕比乃脾虛之甚必須遠音樂斷厚味有氣虛者大劑人參白术佐以陳皮茯苓黃芩蒼术之類有血虛者四物湯行血隨證加減脉實兼人壯盛者可用攻藥便用收拾以白术爲主腹脹用厚朴因味辛以提其氣之聚於下焦也治法

脹病補氣治驗

丹溪曰楊兄年近五十性嗜酒病痞半年患脹病自察必死來求治診其脉弦而濇重則大痞未愈手足瘦而腹大如蜘蛛狀予教以參术爲君當歸川芎芍藥爲臣黃連陳皮茯苓厚朴爲佐生甘草些少作濃

湯飲之一日定三次彼亦嚴守戒忌一月後瘥因汗而愈又半年小便長而脹愈中間雖稍有加減大意只是補氣行濕而已

脹病補血治驗

里人陳時叔年四十餘性嗜酒大便時見血於春間患脹色黑而腹大其形如鬼診其脈數而澀重似弱屬陰虛予以四物湯加黃芩黃連木通白朮陳皮厚朴生甘草作湯與之近一年而安（竝格致餘論）

腹脹如鼓

鍾女病腹脹如鼓四肢骨立衆醫或以爲娠爲蠱爲瘵也項彥章診其脈告曰此氣薄血室鍾曰服芎歸輩積歲月非血藥乎彥章曰失於順氣也夫氣道也

血水也氣有一息之不運則血有一息之不行矣經曰氣血同出而異名故治血必先順其氣俾經隧得通而後血可行乃以蘇合香丸投之三日而腰作痛彥章曰血欲行矣急治芒硝大黃峻逐之下汚血纍纍如瓜者可十數枚應手愈彥章所以知鍾女之病者以六脈弦滑而且數弦者氣結滑者血聚實邪也故氣行而大下之

鼓脹斷死

鍾有從女病同前而診異彥章曰此不治法當數月而死向者鍾女脈滑爲實邪今脉虛元氣奪矣

一女子病亦同前而六脈獨弦彥章曰眞藏脉見法當踰月死後皆如之並九靈山房集

蠱病夢道人示頌

有病蠱者夢一道人示頌云似犬非犬似猫非猫烹而食之其病自消偶有狐入其室殺而爛煑食之腹自消夷堅志

按白氏六貼云青丘狐食之令人不蠱又本草孟詵云狐補虛又主五藏邪氣蠱毒發寒熱

目下腫爲勞風證

戴人見一男子目下腫如卧蠶狀戴人曰目之下陰也水亦陰也腎以爲水之主其腫至于目下故也此由房室交接之時勞汗遇風風入皮膚得寒則閉風不能出與水俱行故病如是不禁房室則死儒門事親

身脹發汗

嘉定沈氏子年十八患胸腹身面俱脹醫治半月不效余診其脉六部皆不出也於是用紫蘇桔梗之類煎服一盞胸有微汗再服則身盡汗其六部和平之脉皆出一二日其脹悉平

陰逆腹脹

松江一男子年三十餘胸腹脹大發煩躁渴面赤不得臥而足冷余以其人素飲酒必酒後入內奪於所用精氣溢下邪氣因從之上逆逆則陰氣在上則爲䐜脹其上焦之陽因下逆之邪所迫壅塞於上故發煩躁此因邪從下上而盛於上者也於是用吳茱萸附子人參輩以退陰逆水冷飲之以解上焦之浮熱入咽覺胸中頓爽少時腹中氣轉如牛吼泄氣五七

次明日共證愈矣並趙氏或問

腹脹暴瀉

凡腹脹經久忽瀉數升晝夜不止服藥不驗乃爲氣脫用益智子煎濃湯服立愈施氏方

積塊門

夢甘蔗治痞疾

盧絳中痞疾忽夢一白衣婦人謂之曰食蔗即愈詰朝見鬻蔗絳揣囊中且乏一鏹唯有唐山一冊遂請易之曰吾乃負販者將安用此哀君欲之遂貽數挺絳喜而食之至旦遂愈野史

血瘕

陳自明云予族子婦病腹中有大塊如杯每發痛不

可忍時子婦已貴京下善醫者悉常服有藥莫愈予應之曰此血瘕也投黑神丸盡三丸塊氣盡消終身不復作　頃年在毗陵有一貴官妻患小便不通臍腹脹痛不可忍衆醫皆作淋治如八正散之類數種皆治不通痛愈甚予診之曰此血瘕也非瞑眩藥不可去予用桃仁煎更初服至日午大痛不可忍遂臥少頃下血塊如拳者數枚小便如黑豆汁一二升痛止得愈此藥治病的切然猛烈太峻氣虚血弱者更宜斟酌與之方並良

心下沉積

顯慶寺僧應公有沉積數年雖不臥牀枕每於四更後心頭悶硬不能安臥須起行寺中習以爲常人莫

知爲何病以藥請于戴人戴人令涌出膠涎一二升如黑礬水繼出黄緑水又下膿血數升自爾胸中如失因出飲餌無算安眠至曉

茶癖

一緇侶好茶成癖積在左脇戴人曰此與肥氣頗同然痎瘧不作便非肥氣雖病十年不勞一日况兩手脉沉細有積故然吾治無鍼灸之苦但小惱一餉可享壽盡期先以茶調散吐出宿茶水數升再以木如意攪之又涌數升皆作茶色次以三花神祐丸九十餘粒是夜瀉二十餘行膿水相兼燥糞瘀血褋然而下明日以除濕之劑使服十餘日諸苦悉蠲神清色瑩

冷積有聲

戴人過譙都營中飲會鄰席有一卒説出妻事戴人問其故答曰吾婦爲室女時心下有冷積如覆盆按之如水聲以熱手熨之如氷娶來已十五年矣恐斷我嗣是故棄之戴人曰公勿出也如用吾藥病可除孕可得卒從之戴人診其脈沉而遲尺脈洪大而有力非無子之候也可不踰年而孕其良人笑曰試之先以三聖散吐涎一斗心下平軟次服白术調中湯五苓散後以四物湯和之不再月氣血合度數月而娠二子戴人常曰用吾此法無不子之婦此言不誣

腹塊如瓢

棗園劉子平妻腹中有塊如瓢十八年矣經水斷絕

諸法無措戴人令一月之內涌四次下六次所去痰約一二桶其中不化之物有如葵葉者有如爛魚腸狀者涌時以木如意攪之覺病積如刮漸漸而平及積既盡塊痕反窪如臼畧無少損至是面有童色經水復行若當年少可以有子

肥氣

陽夏張主簿之妻病肥氣初如酒杯大發寒熱十五年後因性急悲感病益甚惟心下三指許無病腹滿如石片不能坐臥鍼灸匝矣徒勞人耳乃敬邀戴人而問之既至斷之曰此肥氣也得之季夏戊巳日在左脇下如覆杯久不愈令人發痞瘧痞瘧者寒熱也以瓜蒂散吐之如魚腥黃涎約一二缶至夜繼用舟

車丸通經散投之五更下黄涎膿水相半五六行凡有積處皆覺痛後用白术散當歸散和血流經之藥如斯涌泄凡三四次而方愈矣

伏瘕

汴京曹大使女年既笄病血瘕數年太醫宜企賢以破血等藥治之不愈企賢曰除得陳州張戴人方愈一日戴人偶至汴京曹大使家乃邀戴人問焉戴人曰小腸移熱于大腸爲虙瘕故結硬如塊面黄不月乃用涌泄之法數年之疾不再旬而效女由是得聘企賢問誰治之曹大使曰張戴人企賢立使人邀之

積氣如頑石

西華縣庠山東顔先生有積二十年目視物不眞細

字不覩當心如頑石每發痛不可忍食減肉消黑䵟滿面腰不能直因遇戴人令涌寒痰一大盆如片粉夜以舟車丸通經散下爛魚腸葵菜汁七八行十去三四以熱漿粥投之復去痰一盆次日又以舟車丸通經散前後約百餘行畧無少困不五六日面紅䵟去食進目明心中空曠遂失頑石所在旬日外來謝

沉積疑胎

修弓杜匠其子婦年三十有孕已歲半矣每發痛則召侍媪待之以爲將產也一二日復故凡數次乃問戴人戴人診其脈濇而小斷之曰塊病也非孕也脈訣所謂澀脈如刀刮竹行主丈夫傷精女人敗血治之法下有病當瀉之先以舟車丸百餘粒後以調胃

承氣湯加當歸桃仁二椀水煎乘熱投之三兩日又以舟車丸桃仁承氣湯瀉青黃膿血雜然而下每更衣以手向下推之揉之則出後三二日又用舟車丸以猪腎散佐之一二日又以舟車丸通經散如前數服病十去九俟晴明當未食時以鍼瀉三陰交不再旬病已失矣此與隔腹視五臟者復何異哉

痃氣

玉亭村一童子入門狀如鞠躬而行戴人曰痃氣也令解衣揣之二道如臂其家求療于戴人先刺其左如刺重紙剝然有聲而斷令按摩之立軟其右亦然觀者咸嗟異之或問之曰此石關穴也並儒門事親

養正積自除

眞定王君用年一十九歲病積臍左連脇如覆杯腹脹如鼓多青絡脉喘不能臥時值暑雨加之自利完穀日晡潮熱夜有盜汗以危急來治予往視之脉得浮數按之有力謂病家曰凡治積非有毒之劑攻之則不可今脈虛弱如此豈敢以常法治之遂投分滲益胃之劑數服而清便自調繼以升降陰陽進食和氣而腹大減胃氣稍平間以削之不月餘良愈先師嘗曰潔古老人有云養正積自除譬之滿座皆君子縱有一小人自無容地而出今令眞氣實胃氣强積自消矣潔古之言豈欺我哉内經曰大積大聚衰其太半而止滿實中有積氣大毒之劑尚不可過况虛中有積者乎此亦治積之一端也邪正虛實宜精審

焉

葱熨法治寒積

真定一秀士年三十有一肌體本弱左脇下有積氣不敢食冷物得寒則痛或嘔吐清水眩運欲倒目不敢開惡人煩冗靜臥一二日及服辛熱之劑則病退延至甲戌初秋因勞役及食冷物其病大作腹痛不止冷汗自出四肢厥冷口鼻氣亦冷面色青黄不澤全不得臥扶几而坐又兼咳嗽咽膈不利故內經云寒氣客於小腸膜原之間絡血之中血泣不得注於大經血氣稽留不得行故宿昔而成積矣又寒氣客於腸胃厥逆上出故痛而嘔也諸寒在內作痛得陽則止今與藥服之不得入見藥則吐無可治之遂以

熟艾約半斤白紙一張鋪於腹上紙上攤艾令勻又以憨葱枝批作兩半鋪於熟艾上數重再用白紙一張覆之以慢火熨斗熨之冷則易之若覺腹中熱腹皮暖不禁以綿三襜多縫帶繫之待冷時方解初熨時得暖則痛減大暖則痛止至夜得睡翌日每與對證藥服之良愈故録此熨法以救將來之痛也並寶鑑

脘骨生塊牽引脇疼

吕宗信年六十素好酒因行暑熱中得疾冷過膝上上脘有塊如拳牽引脇痛不可眠飲食減半却不渴巳自服生料五積散三貼子脹之六脉俱沉澀而小按之不爲弱皆數右甚大便如常小便赤色遂用大承氣湯減大黃之半而熟炒黃連芍藥川芎乾葛甘

草作湯瓜蔞仁半夏黃連貝母爲丸至二十貼塊減半遂止藥至半月飲食復進諸證悉除

塊生肋下經閉不行

一婦人年四十餘歲面白形瘦性急因有大不如意三月後乳房下肋骨作一塊漸漸長掩心微痛膈悶飲食減四之三每早覺口苦兩手脈微而短濇予知其月經不來矣爲之甚懼勿與治思至夜半其人尚能出外見醫梳粧言語如舊料其尚有胃氣遂以人參白术當歸川芎佐以氣藥作大服一晝夜與四次外以大琥珀膏貼塊上防其塊長將一月餘服補藥百餘貼食及平時之半仍用前藥又過一月脈漸充又與前藥吞下潤下丸百餘貼月經行不及兩日而

止澀脉減三分之四時天氣熱意其經行時必帶紫色仍與前藥加醋炒三稜吞潤下丸以抑青丸十五粒佐之又經一月忽報塊已消及半月經及期尚欠平時半日飲食甘美如常但食肉不覺爽快予教令止藥且待來春木旺時又爲區處至次年六月忽報塊一夜大作比舊反加指半脉畧弦左畧怯於右至數日平和自言飽食後則塊微悶食行卻自平予意其必有動心事激之問之果然仍於前藥中加炒黄芩黄連以少木通生薑佐之去三稜煎湯吞潤下丸外以琥珀膏貼之半月值經行氣塊散此是肺金爲内火所爍木邪勝土土不能運清濁相干舊塊輪廓尚在皆因血氣之未盡復也濁氣稍留舊塊復起補

其血氣使肺不受邪木氣復而土氣正濁氣行而塊自散矣（並醫案）

小腹塊腫月水不行

一婦人年三十六歲家貧多勞性褊急自七月經斷八月小腹下有塊偏左如掌大有時塊起即痛減至半月後腹漸腫脹食減平時三分之二無力遇夜則發熱天明即稍退其脉十月間得虛微短弱濇左尤甚初與白术一觔帶白陳皮半觔作二十貼煎服外以三聖膏貼塊上經宿則塊軟再宿則塊小近下一寸旬日後食進熱減又與前藥一料加木香三兩（一作木通）每貼研桃仁九箇盡此劑病除

一婢色紫稍肥性沉多憂年四十經不行三月矣小腹當中一塊漸

如炊餅脉皆濇重按稍和塊按則痛甚試捫之高半寸與千金硝石丸至四五次彼忽自言乳頭黑且有汁恐是孕予曰濇脉無孕之理又與三五貼脉稍虛豁予悟曰藥太峻矣令止前藥以四物湯倍白朮以陳皮炙甘草爲佐至三十貼候脉充再與硝石丸至四五次忽自言塊消一暈便令勿與又半月經行痛甚下黑血近半升內有如椒核者數十粒而塊消一半又來索藥曉之曰塊已破勿再攻但守禁忌次月經行當自消盡已而果然　一婦小腹中塊其脉濇服攻藥後脉見大以四物湯倍白朮陳皮甘草爲佐俟脉充實間與硝石丸兩月塊消盡

血塊如盤

有婦人病血塊如盤有孕難服峻劑用香附四兩醋炙桃仁一兩去皮尖海石一兩醋煮白朮一兩神麯糊爲丸愈

兩脇積塊

一婦人死血食積痰飲成塊或在兩脇動作腹鳴嘈雜眩運身熱時發時止黃連一兩半用茱萸炒半用益智炒止用黃連去茱益不用山梔台芎各半兩炒香附一兩童便浸蘿蔔子一兩半炒山査肉一兩三稜莪朮各半兩俱醋煮桃仁半兩留尖去皮青皮半兩一本有麥皮麪半兩一方有瓦龍子能消血塊並治法

息賁

至正二十五年夏六月里人周伯安病積氣右脇下喘且脹者五閱月醫來類補以温熱之劑病日劇幾殆矣陸君祥往視之曰是息賁也法當大下内經所

謂留者攻之土鬱奪之者也積氣賁門大邪未去其可補乎從之不終日而愈強齋集

腹間氣大如臂

永康應童嬰腹疾恒痀僂行久不伸松陽周漢卿解裳視之氣衝起腹間者二其大如臂漢卿刺其一魄然鳴又刺其一亦如之稍按摩之氣盡解平趨無留行續文粹

七情門

夢蛇憂過感疾

徐書記有室女病似勞醫僧法靖診曰二寸脉微伏是憂思膈氣而勞請示病實庶治之無誤徐曰女子夢吞蛇漸成此病靖謂有蛇在腹用藥轉下小蛇其

疾遂愈靖容言非蛇病也因夢蛇憂過感疾當治意而不治病其蛇亦非臟腑中出吾亦與轉藥也名醫錄

臟燥悲傷

許學士云鄉里有一婦人數欠無故悲泣不止或謂之有祟祈禳請禱備至終不應予忽憶有一證云婦人臟燥悲傷欲哭象如神靈數欠者宜大棗湯予急令治藥盡劑而愈古人識病製方種種妙絕如此試而後知本事方

久病涕泣

王執中母氏久病忽泣涕不可禁知是心病也灸百會而愈執中凡遇憂愁悽愴亦必灸此有此疾者不可不之信也資生經

久思損神

有士人觀書忘食一日有紫衣人立前曰公不可久思思則我死矣問其何人曰我穀神也於是絕思而食如故

憂思哭泣則氣結

女人憂思哭泣令陰陽氣結月水時少時多內熱苦渴色惡肌體枯黑矣

物觸驚悸不解

高逢辰表姪嘗遊惠山暮歸遇一巨人醉臥寺門驚悸不解自是便溺日五六十次李氏云心小腸受盛腑也因驚而心火散失心虛腎冷而然其傷心傷腎之驗歟

按經云驚則心無所倚恐則傷腎是爲水火不交二臟俱病臟旣受病腑欲專爲其可得乎此受盛職廢運化無權而滲泄不禁矣

守神之驗

有朝貴坐寺中須臾雷擊坐後柱且碎而神色不動又有使高麗者遇風檣折舟人大恐其人恬然讀書如在齋閣苟非所守如此則其爲疾當何如耶

大悲伐性

大悲伐性悲則心系急肺悲葉舉上焦不通榮衛不舒熱氣在中而氣消又云悲哀則傷志毛悴色夭竭絶失生

多談笑

書云談笑以惜精氣爲本多笑則腎轉腰疼又云多笑則神傷神傷則悒悒不樂恍惚不寧又云多笑則臟傷臟傷則臍腹痛久爲氣損並叅賛

恐勝喜治驗

戴人曰昔聞莊先生者治以喜樂之極而病者莊切其脈爲之失聲佯曰吾取藥去數日更不來病者悲泣辭其親友曰吾不久矣莊知其將愈慰之詰其故莊引素問曰懼勝喜可謂得玄關者也然華元化以怒郡守而幾見殺文摯以怒齊王而竟殺之千萬人中僅得一兩人而反招暴禍若此醫本至精至微之術不能自保果賤技也哉悲夫

病笑不止

戴人路經古亳逢一婦病喜笑不止巳半年衆醫治者皆無術矣求治于戴人戴人曰此易治也以滄鹽成塊者二兩餘用火燒令通赤放冷研細以河水一大椀同煎至三五沸放温分三次啜之以釵探於咽中吐去熱痰五升次服火劑火主苦解毒湯是也不數日而笑定矣内經曰神有餘者笑不休也所謂神者心火是也火得風而成焰故笑之象也五行之中惟火有笑矣

失笑

戴人之次子自出妻之後日瘦語如甕中此病在中也常撚第三指失笑此心火也約半日飲氷雪更服凉劑戴人曰惡氷雪則愈矣其母懼其太寒戴人罵

日汝親也吾用藥如鼓之應桴尚惡京劑宜乎世俗之謗我也至七月厥氷水病日解矣

因憂結塊

息城司候聞父死于賊乃大悲哭罷便覺心痛日增不已月餘成塊狀若覆杯大痛不任藥皆無功議用燔鍼炷艾病人惡之乃求于戴人戴人至適巫者在其傍乃學巫者雜以狂言以誆病者至是大笑不忍回面向壁一二日心下結硬皆散戴人曰內經言憂則氣結喜則百脉舒和又云喜勝悲內經自有此法治之不知此何用鍼灸哉適足增其痛耳

病怒不食

項關令之妻病怒不欲食常好叫呼怒罵欲殺左右

惡言不輟衆醫皆處藥幾半載尚爾其夫命戴人視之戴人曰此難以藥治乃使二娼各塗丹粉作伶人狀其婦大笑次日又令作角觝又大笑其傍常以兩箇能食之婦誇其食美其婦亦索其食而爲一嘗之不數日怒減食增不日而差後得一子夫醫貴有才若無才何足應變無窮

因思不寐

一富家婦人傷思慮過甚二年不寐無藥可療其夫求戴人治之戴人曰兩手脉俱緩此脾受之也脾主思故也乃與其夫以怒激之多取其財飲酒數日不處一法而去其人大怒汗出是夜困眠如此八九日不寤自是食進脈得其平

驚

衛德新之妻旅中宿于樓上夜値盜刼人燒舍驚墮牀下自後每聞有響則驚倒不知人家人輩躡足而行莫敢冐觸有聲歳餘不痊諸醫作心病治之人參珍珠及定志丸皆無效戴人見而斷之曰驚者爲陽從外入也恐者爲陰從内出也驚者爲自不知故也恐者自知也足少陽膽經屬肝木膽者敢也驚怕則膽傷矣乃命二侍女執其兩手於高椅之上當面前下置一小几戴人曰娘子當視此一木猛擊之其婦大驚戴人曰我以木擊几何必驚乎伺少定擊之驚少緩又斯須連擊三五次又以杖擊門又暗使人擊背後之窻徐徐驚定而笑曰是何治法戴人曰内經

云驚者平之平者常也平常見之必無驚是夜使人擊其門窓自夕達曙寢息如故夫驚者神上越也從下擊几使之下視所以收神也一二日後雖聞雷亦不驚德新素不喜戴人至是終身厭服如有人言戴人不知醫者執戈以逐之

脇下如臂爲伏驚所致

上渠卜家一男子年二十八病身弱四肢無力面色蒼黃左脇下身側上下如臂狀每發則痛無時食不減大便如常小便微黃已二三載矣諸醫技窮求戴人治之視其部分乃足厥陰肝經兼足少陽膽經也張戴人曰甲膽乙肝故青其黃者脾也診膽脉小此因驚也驚則膽受邪腹中當有驚涎緑水病人曰昔

曾屯軍被火自是而疾戴人夜以舟車百五十丸濬川散四五錢加生薑自然汁平旦果下綠水四五行或問大加生薑何也答曰辛能伐木也下後覺微痛令再下之比前藥加三之一又下綠水四五行痛止思食反有力戴人謂卜曰汝妻亦當病卜曰太醫未見吾妻何以知之曰爾感此驚幾年矣卜曰當被火時我正在草堂中熟寐人驚喚我睡中驚不能言火已塞門我父拽出我火中今五年矣戴人曰汝膽伏火驚甲木乘脾土是少陽相火乘脾脾中有熱故能食而殺穀熱雖能化穀其精氣不完汝必無子蓋敗經反損婦人汝妻必手足熱四肢無力經血不時卜曰吾妻實如此亦已五年矣他日門人因觀內經言

先瀉所不勝次瀉所勝之論其法何如以問張張曰且如膽木乘胃土此土不勝木也不勝之氣尋救于子巳土能生庚金庚爲大腸味辛者爲金故大加生薑使伐木然不開脾土無由行也遂用舟車丸先通其閉塞之路是先瀉其所不勝後用薑汁調濬川散大下之次瀉其所勝也大抵陽干尅陽于腑尅腑臟尅臟並儒門事親

脫營

疏五過論云嘗貴後賤雖不中邪病從內生名曰脫營鎮陽有一士人軀幹魁梧而意氣雄豪喜交游而有四方之志年踰三旬巳入仕至五品出入從騎塞途姬侍滿前飲食起居無不如意不三年以事罷去

心思鬱結憂慮不已以致飲食無味精神日減肌膚
漸至瘦弱無如之何遂耽嗜於酒久而中滿始求醫
不審得病之情輒以丸藥五粒温水送之下二十餘
行時值初秋暑熱猶盛因而煩渴飲冷過多遂成腸
鳴腹痛而爲痢疾有如魚腦以至困篤命予治之診
其脉乍大乍小其證反覆悶亂兀兀欲吐歎息不絕
予料曰此病難治啓玄子云神屈故也以其貴之尊
榮賤之屈辱心懷慕眷志結憂惶雖不中邪病從內
生血脉虛減名曰脫營或曰願聞其理黄帝鍼經有
曰宗氣之道納穀爲寶穀入于胃乃傳之脉流溢于
中布散於外精專者行於經隧終而復始常營無已
是爲天地之紀故氣始從手太陽起注於陽明傳流

而終于足厥陰循腹裏入鈌盆下注肺中於是復注手太陰此營氣之所行也故曰夜氣行五十營漏水下百刻凡一萬三千五百息所謂交通者並行一數也故五十營備得盡天地之壽矣今病者始樂後苦皆傷精氣精氣竭絕形體毀沮暴喜傷陽暴怒傷陰喜怒不能自節蓋心爲君主神明出焉肺爲相轉主行營衛制節由之主貪人欲天理不明則十二官相使各失其所司使道閉塞而不通由是則經營之氣脫去不能灌漑周身百脈失其天度形乃大傷以此養生則殃何疑之有焉寶鑑

思毋瘦黄

太無羅先生治一病僧黄瘦倦怠詢其病因乃蜀人

出家時其母在堂及游淛右經七年忽一日念母之心不可遏欲歸無腰纏徒爾朝夕西望而泣以是得病時僧年二十五歲先生令其隔壁泊宿每日以牛肉猪肚甘肥等煮糜爛與之凡經半月餘且時以慰諭之言勞之又許鈔十錠作路費曰不望報但欲救汝之命爾察其形稍甦脉稍充與桃仁承氣一日三貼下之皆是血塊痰積方止次日只與熟菜稀粥將息又半月其僧遂如故又半月餘與鈔十錠遂行餘論

怒氣發吃

丹溪曰一女子年踰笄性躁味厚暑月因大怒而發吃每吃作則舉身跳動神昏不知人問之乃知暴病視其形氣俱實遂以人參蘆煎湯飲一棜大吐頑痰

數椀大汗昏睡一日而安人參入手太陰補陽中之陰者也蘆則反爾大瀉太陰之陽女子暴怒氣上肝主怒肺主氣經曰怒則氣逆肝木乘火侮肺故吃太作而神昏參蘆善吐痰盡氣降而火衰金氣復位胃氣得和而解麻黄發汗節能止汗穀屬金糠之性熱麥屬陽麩之性凉先儒謂物物具太極學者其可不觸類而長引而伸之乎見上

氣實多怒

一婦人年十九歲氣實多怒不發忽一日大發叫而欲厥蓋痰閉于上火起于下上衝故也與香附末五錢生甘草三錢川芎七錢童便薑汁煎又與青黛人中白香附末爲丸稍愈後大吐乃安後以導痰湯加

薑炒黃連香附生薑下當歸龍薈丸治法

失志傷腎唾血

陳狀元弟因憂患病咳唾血面黧色藥之十日不效謂其兄曰此病得之失志傷腎必用喜解乃可愈即求一足衣食之地處之於是大喜即時色退不藥而愈由是而言治病必求其本雖藥中其病苟不察其得病之因亦不能愈也藥要或問

病臥不食爲思男子所致

有女子病不食面北臥者且半載醫告術窮丹溪診之肝脉弦出寸口曰此思男子不得氣結於脾惟怒可解蓋怒之氣激而屬木故能衝其土之結令第觸之使怒耳父以爲不然丹溪即入而掌其面者三責

以不當有外思女子號泣大怒怒已進食後潛謂其父曰思氣雖解然必得喜則庶不再結乃詐以夫有書旦夕且歸後三月夫果歸而病不作

驚氣入心奔走歌笑

集賢修撰南宏遠奉旨往閩諭土猾余鑾子余嘗戮人于樽俎之間以恐之遂驚氣入心疾作如心風比銜使命來鄞疾屢作逐逐奔走不避水火與人語則自賢自貴且或泣或笑呂元膺切其脉上部皆弦滑左倍勁於右蓋痰溢膻中灌心胞因驚而風經五臟耳即投以涌劑涌痰涎一類器徐以驚氣丸服之盡一劑病瘳並九靈山房集

又

長山徐嫗遘驚疾初發手足顫掉褫去裳衣羸而奔或歌或哭或牽曳如舞木偶麗工見之吐舌走以爲鬼魅所惑周漢卿獨刺其十指端出血已而安續文粹

思慮爲怔忡白濁

至正間趙璉守杭州以同里知滑伯仁且邀之與俱過嘉興汪澤民病怔忡善忘口澹舌燥多汗四肢疲軟發熱小便白而濁衆醫以爲內傷不足擬進茸附趙彥博爭之未決因招伯仁至視其脉虛大而數曰是由思慮過度厥陽之火爲患耳夫君火以名相火以位代君火行事者也相火一擾能爲百病況厥陽乎百端之起皆自心生越人云憂愁思慮則傷心汪君平生志大心高所謀不遂命服東垣補中益氣湯

硃砂安神丸空心則進小坎離丸月餘彥博抵書云
汪之疾瘳矣

心常惕惕如畏人捕

夏仲儒因拘留赴海積恐怖心常惕惕如畏人捕之狀滑伯仁視之脉豁豁然虛大而浮體熱多汗曰凡病得之從高墜下驚仆擊搏留滯惡血皆從中風論終歸厥陰此海藏之説也蓋厥陰多血其化風木然也有形當從血論無形當從風論今仲儒之疾是生無形也從風家治之兼爲化痰散結佐以鐵粉硃砂丸良齋並白雲集

醫說續編卷第十一

醫説續編卷十二

崑山　周恭　輯

癲癇門

語言失常見鬼

陳良甫曰常治一女人眼見鬼物言語失常循衣直視衆醫多用心藥治之無效僕投養正丹二貼煎乳香湯送下以三生飲佐之立愈又一男子亦曾病此證亦用此藥收效養正丹與百乙方抱膽丸無異抱膽丸内中無硫黄有乳香也自合方見效良方

灸癲狂

有士人妄語異常且欲打人病數日矣予意其是心疾爲灸百會百會治心疾故也又疑是鬼邪用秦承

祖灸鬼邪法併兩手大拇指用軟帛繩急縛定當肉甲相接處灸七壯四處皆着火而後愈更有二貴人子亦有此患有醫僧亦爲灸此穴而愈（資生經）

抱膽丸治狂癇

張升之傳抱膽丸治男子婦人一切癲癇風狂或因驚恐怖畏所致及婦人產後血虛驚氣入心幷室女月脉通行驚邪蘊結此方累效原是忠懿王之子有疾忽得一僧授此服之卽效本名靈砂觀音丹忠懿得之未敢信忽然有一風犬飼以此藥立效卽破犬腹而視其藥乃抱犬膽因易今名其方用水銀（二兩）硃砂（一兩細研）黑鉛（一兩半）滴乳香（一兩細研）已上將黑鉛入銚子內下水銀結成砂子次下硃砂滴乳香二味乘熱用

柳木槌研勻丸如雞頭大每服一丸空心用井花水吞下病者得睡切莫驚動覺來卽安再進一丸可除根本集成

偶吐風癇

一婦人病風癇從六七歲時驚風得之自後三二年間一二作至五七年五七作逮三十餘歲至四十歲日作或一日十餘作以至昏癡健忘求死而已會與定歲大饑遂採百草而食於水瀕採一種草狀若葱屬炮蒸而食之食訖向五更覺心中不安吐涎如膠連日不止約一二斗汗出如洗初昏困後三日輕健非曩之比病去食進百脉皆和省其所食不知何物訪問諸人乃憨葱苗也憨葱苗者本草所謂藜蘆苗

是也圖經云藜蘆苗吐風病此蓋偶得吐法耳

陽極發狂

項治一狂人陰不勝其陽則脉流薄厥陽幷乃狂難經曰陽極則狂陰極則癲陽爲腑陰爲臟非陽熱而陰寒也熱幷於陽則狂狂則生寒幷於陰則癲癲則死内經曰足陽明有實則狂故登高而歌棄衣而走無所不爲是熱之極也以調胃承氣大作湯下數十行三五日復上涌一二升三五日又復下之凡五六十日下百餘行吐亦七八度如吐時暖室置火以助其熱兩汗少解數汗方平

狂發臭口如蟲行

一叟年六十值徭役煩擾而暴發狂口鼻覺如蟲行

兩手爬搔數年不已載人診其兩手脉皆洪大如絙
繩斷之曰口爲飛門胃爲賁門曰口者胃之上源也
鼻者足陽明經起于鼻交頞之中旁絡太陽下循鼻
柱交人中環唇下交承漿故其病如是夫徭役煩擾
便屬火化火乘陽明經故發狂經言陽明之病登高
而歌棄衣而走罵詈不避親疎又况肝主謀膽主決
徭役迫遽財不能支則肝屢謀而膽屢不能決屈無
所伸怒無所泄心火磐礴遂乘陽明金然胃本屬土
而肝屬木膽屬相火火隨木氣而入胃故暴發狂乃
命置燠室中涌而汗出如此三次内經曰木鬱則達
之火鬱則發之良謂此也又以調胃承氣湯半觔用
水五升煎三沸分作三服大下二十行血水與瘀血

相雜而下數升於是乃康以通聖散調其後

落馬發狂

一男子落馬發狂起則目瞪狂言不識親疎棄衣而走罵言湧出氣力加倍三五人不能執縛燒符作醮問鬼跳巫殊不之顧丹砂牛黄犀珠腦麝貲財散去室中蕭然不遠二百里而求戴人一往戴人以車軸埋之地中約高二尺許上安中等車輪其輞上鑿一穴如作盆之狀縛狂病人於其上使之伏臥以軟裀襯之又令一人於下坐機一枚以棒攪之轉千百遭病人吐出青黄涎沫一二斗許遶車輪數匝其病人曰我不能任可解我下從其言而解之索凉水與之氷水飲數升狂方罷矣並儒門事親

發狂辯

羅謙甫云甲寅歲四月初予隨斡耳朶行至界河裏住醜厮兀闌病五七日發狂亂棄衣而走呌呼不避親踈手執潼乳與人飲之時人皆言風魔巫師禱之不愈而反劇上聞命予治之脉得六至數日不得大便渴飲潼乳予思之北地高寒腠理緻密少有病傷寒者然北地此時乍寒乍熱因此觸冒寒邪失於解利因轉屬陽明證胃實譫語又食羊肉以助其熱兩熱相合是謂重陽陽勝宜下急以大承氣湯一兩半加黃連二錢水煎服之是夜下利數行燥糞二十餘塊得汗而解翌日再往視之身凉脉靜衆人皆喜曰羅謙甫醫可風魔的也由此見治傷寒非雜病之比

六經不同傳變各異診之而疑不知病源互相侮嫉嗚呼嗜利貪名耻於問學此病何日而已耶寶鑑

奪食治狂

許氏病陽厥怒狂罵詈不避親疎或哭或歌六脈舉按俱無身表如冰石發即呌呼聲高潔古昔云奪食則已禁不與之食又用大承氣湯下之得藏府數升狂稍寧數日復發復下如此五七次凡大便數升疾緩身溫脉生良愈此易老奪食之法也醫案

喫灰罵人

餘姚余愼言子孟仁病寓湖心僧舍求治於吕元膺元膺至其處而孟仁方飯坐甫定即摶爐中灰雜飯猛噬且喃喃詈人元膺命左右掖之切其脉三部皆

弦直上下行而左口猶浮滑蓋風痰留心胞證也法當湧其痰而凝其神既涌出痰沫四五升即熟睡竟日乃寤寤則病盡去徐以治神之劑調治之神完如初九靈山房集

狂妄視人爲鬼

天寧寺僧病發狂譫妄視人皆爲鬼滑伯仁診其脈纍纍如薏苡子且喘且搏曰此得之陽明胃實素問云陽明主內其經血氣並盛甚則棄衣升高踰垣妄罵以三化湯三四下復進以大劑乃脱然如故

狂歌痛哭

杭妓有患心疾狂歌痛哭裸裎妄罵問之則瞪視默默其父母邀伯仁診視脈沉堅而結曰得之憂憤沉

鬱食與痰交積胸中湧之皆積痰裹血復與火劑清上隔數日如故並白雲集

汗門

人之汗以天地之雨名之

東垣云陰陽應象論曰人之汗以天地之雨名之又濕盛則霖霪驟注蓋以眞氣已虧胃中火盛汗出不休胃中眞氣已竭若陰火亦衰無汗皮燥乃陰中之陽陽中之陰俱衰四時無汗其形不久濕衰燥旺理之常也其形不久者秋氣主殺生氣者胃之穀氣也乃春少陽生化之氣也張耘夫巳酉閏二月盡天寒陰雨寒濕相雜因官事飲食失節勞役所傷病解之後汗出不止沾濡數日惡寒重添厚衣心胸間時煩

熱頭目昏憒上壅食少減此乃胃中陰火熾盛與外天雨之濕氣峻熱兩氣相合令濕熱大作汗出不休兼見風邪以助東方甲乙風藥去其濕以甘寒瀉其熱方名羌活勝濕湯主之試效方

牡蠣粉治汗

牡蠣搗粉粉身治大人小兒盜汗和麻黃根蛇牀子乾薑爲粉粉身去陰汗衍義意同湯液本草

冬藏不固盜汗

刑部侍郎王立甫之壻年二十五歲至元丁卯十一月間因勞役憂思煩惱飲食失節而病時發躁熱肢體困倦盜汗濕透其衾不思飲食氣不足一息面色青黃不澤請予治之具説前證診其脉浮數而短澀

兩寸極小予告曰此危證也治雖粗安至春必死當令親家知之夫人不以爲然遂易醫至正月躁熱而卒異日立甫同外郎張介夫來謂余曰吾壻果如君言願聞其理予曰此非難知也内經曰主勝逆客勝從天之道也蓋時令爲客人身爲主冬三月人皆懼寒獨渠躁熱盜汗是令不固其陽時不勝其熱天地時令尚不能制藥何能爲冬乃閉藏之月陽氣當伏於九泉之下至春發爲雷動爲風鼓坼萬物此奉生之道也如冬藏不固春生不茂又有疫癘之灾且人身陽氣亦當伏潜于内不敢妄擾無泄皮膚使氣亟奪此冬藏之應也令壻汗出於閉藏之月腎水已涸至春何以生木陽氣内絶無所滋榮不死何待二君

乃歎息而去

陰氣有餘多汗身寒

眞定府武德卿年四十六歲至元丙子三月間因憂思勞役飲食失節得病肢體冷口鼻氣亦凉額上冷汗出時發昏憒六脉如蛛絲一醫作風證欲以宣風散下之予因思錢氏小兒論制宣風散謂小兒內傷脾胃或吐或瀉久則風邪陷入胃中而作飧泄散中有結恐傳慢驚以宣風散導去風邪內經云久風爲飧泄正謂此也今德卿形證乃陰盛陽虛苦寒之劑非所宜也內經云陰氣有餘爲多汗身寒又陰陽應象論云陰盛則身寒汗出身常清數慄而寒寒而厥調經篇亦云陰盛生內寒岐伯曰厥氣上逆寒氣積

於胸中而不瀉不瀉則温氣去寒獨留故寒中東垣解云此脾胃不足勞役形體中焦營氣受病末傳寒中惟宜補陽遂以理中湯加黑附子每服五錢多用葱白煎羊肉湯取清汁一大盞調服之至夕四肢漸温汗出少夜深再服翌日精神出六脉生數服而愈

李思順云證者證也病伏於中證形於外凡學醫道不看內經不求病源妄意病證又執其方此皆背本趨末之務其悞多矣宜慎思之（寶鑑）

寒熱門

熱病食寒瓜

滕曇年五歲毋患熱病思食寒瓜土俗不產曇躬歷訪而不得俄遇一桑門曰我有雙瓜分一相遺舉家

驚異疾亦尋愈南史

紫花梨療心熱

唐武宗有心熱疾百醫不效青城山邢道人以紫花梨絞汁而進帝疾遂愈後復求之苦無此梨常山忽有一株因緘實以進帝多食之解煩躁殊效

因藥燥熱

高爍巡檢之子八歲病熱醫者皆爲傷冷治之以熱藥欲飲氷水禁而不與內水涸竭煩燥轉生前後皆閉口鼻俱乾寒熱往來咳嗽時作遍身無汗又欲灸之適遇戴人戴人責其母曰重裀厚被暖炕紅爐兒已不勝其熱矣尚可灸乎其母謝以不明戴人令先服人參柴胡飲子連進數服下爛魚腸之物臭氣異

常渴欲飲水聽其所欲冰雪凉水連飲數盃節次又下三四十行大熱方去又與牛黄通膈丸復下十餘行兒方大痊前後約五十餘行畧無所困冰雪水飲至一斛向使灸之當如何哉儒門事親

惡寒實熱

一婦身冷脉微食沸熱粥飯六月重衣以狐帽裳其首猶覺寒泄注不止常服薑附硫黄燥熱之劑僅得平和稍用寒凉其病轉增三年不愈戴人診其兩手脉皆如絙繩有力一息六七至脉訣曰六數七極熱生多以凉布慰心次以新汲水淋其病處婦乃叫殺人不由病者令人持之復以冷水淋其上四十桶大戰汗出昏困一二日而向之所惡皆除此法華元化

已曾用之世無知者

遇寒手熱

常仲明之妻毎遇冬寒兩手熱痛戴人曰四肢者諸陽之本也當夏時散越而不痛及乎秋冬收斂則痛以三花神祐丸大下之熱遂去同上

燃臂香病熱

戊申春節使趙君年幾七旬病身體熱麻股膝無力飲食有汗妄喜笑善饑痰涎不利舌强難言聲嗄不鳴求治於東垣診得左寸脉洪大而有力是邪熱客於經絡之中也兩臂外有數瘢遂問其故對以燃香所致東垣曰君之病皆由此也夫人之十二經灌溉通身終而復始蓋手之三陽從手表上行於頭加之

以火邪陽併於陽勢甚熾焉故邪熱妄行流散於周身而爲熱麻胃熱則蟲動蟲動則廉泉開故涎下熱傷元氣而爲沉重無力飲食入胃慓悍之氣不循常度故多汗心火盛則妄喜笑脾胃熱則消穀善饑肺金衰則聲嗄不鳴仲景云微數之脉慎不可灸燋骨傷筋血難復也君奉養以膏粱之味無故而加以火焫之毒熱傷經絡而爲此病明矣内經云熱淫所勝治以苦寒佐以苦甘以甘瀉之以酸收之當以黄柏知母之苦寒爲君以瀉火邪壯筋骨腎欲堅急食苦以堅之黄芪生甘草之甘寒瀉熱實表五味子味酸止汗補肺氣之不足以爲臣炙甘草當歸之甘辛和血潤燥升麻柴胡之苦平行少陽陽明二經自地升

天以苦發之者也以爲佐㕮咀同煎清汁服之更繆刺四肢以瀉諸陽之本使十二經相接而瀉火邪不旬日良愈遂名其方曰清神補氣湯方試効

虛熱見鬼

浦江鄭兄年二十餘九月間發熱頭痛妄言見鬼醫與小柴胡十餘貼熱愈甚予視其形肥診其脉弦大而數左手大甚遂作虛證治之以人參白术爲君茯苓芎藭爲臣黃芪爲佐加附子一片爲使與二貼而證不減或曰脉既數大狂熱又大渴與附子誤矣予曰虛甚誤投寒凉之藥人肥而左大於右事急矣非附子一片參术焉能有急效乎再與一貼乃去附子而作大劑與五十餘貼得大汗而愈又自補養兩月

氣體猶未復

身熱不能轉側

陶明年十九歲凡農作憚勞忽一日大發熱而渴恣飲水數椀次早熱退目不識人言語謬誤自言肚腹不能轉側飲食不進身轉掉不能又二日來告急脉兩手澀而大右為甚於氣海灸三十壯用白朮二錢黄芪二錢熟附子一片陳皮半錢與十貼不效反增微渴餘證仍在卻進一二匙粥予曰此氣豁和而血未應也於前藥内去附子加酒當歸以和血因有熱加人參一錢半與三十貼而安並丹溪醫案

午後躁熱

一老人口極乾午後躁熱起于陰虛老人不宜與天

花粉等輩降氣損腦與四物湯去川芎加知母黃栢五味子麥門冬人參白朮生甘草陳皮煎服

惡寒非寒

天台進士周本道年三十餘得惡寒病服附子數日而病甚求治脉弦而似緩予以江茶入薑汁香油些少吐痰一升許減綿太半周甚喜予曰未也燥熱巳多血傷亦深須淡食以養胃內觀以養神則水可升火可降彼勇於仕進一切務外不守禁忌予曰若多與補血凉藥亦可稍安內火不静腎水不生附毒必發病安後官於婺城巡夜冒寒非附子不可療而性怕生薑只得以猪腰子作片煑附子與三片而安予令急歸知其附毒易發彼以為迂半年後果發背死

惡熱非熱

司丞叔平生脚自踝以下常覺熱冬不可加綿於上常自言曰我稟質壯不怕冷予曰此足三陰之虛宜早斷慾事以補養陰血庶乎可免笑而不答年方五十患瘵半年而死

天明寒熱至晚出汗

一人天明時發微寒便熱至晚兩腋汗出手足熱甚則胷滿拘急大便實而能食似勞怯病者脉不數但弦細而沉詢知因怒氣而得但用大柴胡湯惟胷背拘急不除後用二陳湯加羌活防風紅花黃芩並治法

惡寒發戰爲酒鬱所致

永康呂親形瘦色黑喜酒多飲不困年半百且有別

館忽一日大惡寒發戰且自言渴却不飲予診其脉大而弱右關稍實畧數重取則濇遂作酒熱内鬱不得外泄由表熱而不虚也以黄芪一物乾葛湯煎與之盡黄芪二兩乾葛一兩大得汗次早安矣餘論

炎月惡寒

一色目婦人年近六十六月内常覺惡寒戰慄喜啖熱御綿多汗如雨其形肥肌厚已服附子二十餘帖但渾身痒甚兩手脉沉濇重取稍大知其熱甚而血虚也以四物湯去川芎倍地黄加白术黄芪炒蘖生甘草人參每帖二兩重方與一帖腹大泄目無視口無言予知其病熱深而藥無反佐之過也仍取前藥熟炒與之蓋借火力爲嚮導一貼利止四貼精神回

十貼病全安　蔣氏婦年五十餘形瘦面黑六月喜熱惡寒兩手脈沉而澀重取似數以三黃丸下以薑汁每用三十粒至三十貼得微汗而安（並發揮）

寒極似熱

瞿運使得熱病雖祈寒亦以水晶浸水輪取握手中醫以為大熱周子固曰此寒極似熱非熱也飲以附子湯愈

熱極似寒

衛立禮得寒病雖盛夏必襲重裘擁火坐密室中醫投以烏附增劇周貞曰此熱極似寒非寒也煮大黃芒硝飲之瘳（九靈山房集）

熱病誤服小柴胡湯

方德明七月内病發熱或令其服小柴胡湯必二十六劑乃痊如其言服之未盡二劑則升發太過多汗亡陽惡寒甚肉瞤筋惕乃請滑伯仁視疾脉微欲無卽以眞武湯進七八服稍有緒更服附子七八枚然後痊　白雲集

吐治惡寒

一女子惡寒用苦參一錢赤小豆一錢爲末虀水吐後用川芎蒼术南星黃芩酒麴丸服　金匱鉤玄

冰治酒熱

湖東監憲全公每晨先飲阿剌吉十餘杯然後飲常酒至六月大發熱張奕之治用冰攤心腹上冰消復增内飲以藥三日乃愈

酒毒發熱

一富家子廿餘歲，四月間病發熱，求趙以德治之。脉浮沉無力而虚，熱又往來潮熱，作無時，脉間有力，又洪數，隨熱進退。因知非外感之熱，必是飲酒留毒在內，今因房勞氣血之虚而病作。問之，果在正月間每晨飲阿刺吉，喫狗肉一月。既得其情，遂用補氣血藥加葛根以散酒毒，服一貼，微汗，反懈怠，熱如故。因知是氣血皆虚，不禁葛根之散而然也。必得雞距，則方可解其毒。偶得乾者少許，加於藥中，其熱即愈。藥要或問

諸血門

論血證不一同歸于熱

戴原禮云：咳血者，嗽出痰內有血者是也；嘔血者，嘔

全血是也咯血者每咯出皆是血疙瘩也衄血者鼻中出血也溺血者小便出血也下血者大便出血也雖有名色分之俱是熱證但有虚實新舊不同或妄言寒者誤也治法

原血并藥例

或曰經云榮者水穀之精也和調五藏灑陳於六府乃能入於脉也源源而來生化於脾總統於心藏受於肝宣布於肺施泄於腎灌溉一身目得之而能視耳得之而能聽手得之而能攝掌得之而能握足得之而能步臓得之而能液腑得之而能氣是以出入升降濡潤宣通者由此使然也注之於脉少則澁充則實常以飲食日滋故能陽生陰長取汁變化而赤

爲血也生化旺則諸經恃此而長養衰耗竭則百脉
由此而空虛可不謹養哉故曰血者神氣也得之則
存失之則亡是知血盛則形盛血弱則形衰神靜則
陰生形役則陽亢陽盛則陰必衰又何言陽旺而生
陰血也蓋謂血氣之常陰從乎陽隨氣運行於內苟
無陰以覊束則氣何以樹立故其致病也易調治也
難以其比陽常虧而又損之則陽易亢陰易乏之論
可以見矣諸經有云陽道實陰道虛陰道常乏陽常
有餘陰常不足婦人之生也年至十四經行四十九
而經斷可見陰血之難成易虧如此陰氣一傷所變
之至妄行於上則吐衄衰涸於外則虛勞忘反於下
則便紅積熱膀胱則癃閉溺血滲透腸間則爲腸風

陰虛陽搏則爲崩中濕蒸熱瘀則爲滯下熱極腐化則爲膿血火極似水血色紫黑熱勝於陰發爲瘡瘍濕滯於血則爲痛痒癮疹皮膚則爲冷痺畜之在上則人喜忘畜之在下則人喜狂墮恐跌仆則瘀惡內凝若分部位身半以上同天之陽身半以下同地之陰此特舉其所顯之證者治血必血屬之藥欲求血藥其四物之謂乎河間謂隨證輔佐謂之六合湯者詳言之矣余故陳其氣味專司之要不可不察夫川芎血中氣藥也通肝經性味辛散能行血滯於氣也地黄血中血藥也通腎經性味甘寒能生眞陰之虛也當歸分三治血中主藥也通肝經性味辛温全用能活血各歸其經也芍藥陰分藥也通脾經性味酸

寒能和血治虛腹痛也若求陰藥之屬必於此而取則馬脾胃論有云若善治者隨經損益摘其一二味之所宜爲主治可也此特論血病而求血藥之屬也若氣虛血弱又當如長沙血虛以人參補之陽旺則生陰血也若四物者獨能主血分受傷爲氣不虛也輔佐之屬若桃仁紅花蘇木血竭牡丹皮者血滯所宜蒲黄阿膠地榆百草霜棕櫚灰者血崩所宜乳香沒藥五靈脂淩霄花者血痛所宜蓯蓉瑣陽牛膝枸杞子益母草夏枯草敗龜板者血虛所宜乳酪血液之物血燥所宜乾薑肉桂血寒所宜生地黄苦參血熱所宜特取其正治大畧耳人能觸類而長可以應無窮之變矣玉機微義

搔膕中出血

湖心寺僧履師者一日偶搔膕中疥忽自出血汩汩如湧泉竟日不止瘍醫治療弗驗邀滄洲翁呂元膺往視履時已困極無氣可語及持其脈惟尺部如絲絲他部皆無即告之曰夫脉血氣之先也今血妄溢故榮氣暴衰然兩尺尚可按惟當益榮以瀉其陰火乃作四神湯加荊芥穗防風不間晨夜併進明日脉漸出更服十全大補湯一劑遂瘥九靈山房集

論血寒熱用藥

初虞世治吐血不喜用竹茹生地黄藕汁然亦不可狎泥此説如陽乘於陰血得熱則流散經水沸溢宜服凉劑以解之大黄犀角生地黄生艾藕汁豈能無

效如陰乘於陽所謂天寒地凍水凝成冰宜服溫藥以暖之乾薑肉桂豈能無功學者更宜思之

怒爲嘔血

僕嘗治一人吐血診其脉肝部弦氣口濡此因怒極而得之遂用蘇合香丸和雞蘇丸服卽效

經閉成嘔血

一女人年十九歲月水不行遂妄溢而嘔血諸藥無效察其形容大肥脉不大不小投以四生丸卽安

負重嘔血

嘗治一男子因飽低頭負重吐血諸藥無效亦投四生丸及青餅子卽安更不發

四生丸治嘔血

陳日華云先公紹興初遊福清靈石寺主僧留飯食將竟侍者赴堂齋罷來侍立見卓子上不穩急鑿折极之舉首即嘔血蓋食飽拗破肺也明年再到寺因問去年嘔血者無恙否其主僧荅云得四生丸服之遂愈因得此方屢救人有效並良方

蚌粉治吐血

吳丞相冲卿忽吐血孫兆用水澄蚌粉研細入辰砂少許米飲調下二錢日三服遂安兆秘此方吳以術得之韓子功方用朱砂一錢真蚌粉半錢

咯血吐血服白朮散

凡咯血吐血其得之多因積熱之甚或飲食過度馳騁傷胃絡也不然驚恐悖怒使氣逆上而不下行血

隨氣行究積胷間久則咯血吐血宜服白术散行榮衛順氣止血進食退熱惟忌食熱麵煎炙海味猪雞一切發風之物酒不宜飲食不宜絕常令饑飽得所自然胷膈空利氣血流順也紹興癸酉秋蘇少連病此極可畏百藥不效偶姜昌言通判傳此方服之遂愈後濟人累驗其方以白术二兩人參白茯苓黃芪各一兩山藥百合各三分甘草炙半兩前胡柴胡各一分右爲散每服一錢半水一盞薑三片棗一箇同煎至六分温服日三服

寒熱吐血

滁州趙史君云其族姊爲尼住新淦一寺忽苦暴吐血發寒熱欲作勞氣而未成醫者不肯治偶一士大

夫說用童子小便和酒調下花蕊石散不數日而愈此後亦多有人服得效並是齋方

勞傷中氣病嘔血

臨安俞彥良病嘔血或盈椀或滿盆盎且二三年其人平昔嗜市利不憚作勞中氣因之侵損滑伯仁視之且先與人實散一二日服黃芩芍藥湯少有動作即急進犀角地黃湯加桃仁大黃稍間服抑氣寧神散有痰用礞石丸其始脉芤大後脉漸平三月而愈彥良遂以此法治人皆驗

傷暑吐血

上虞王熙陽館于魏氏一日乘盛暑肩輿入邑途中吐血數口亟還則吐甚胷膈痛體熱頭眩病且殆或

以爲勞心焦思所致與茯苓補心湯滑伯仁至診其脉洪而滑曰是大醉飽胃血壅遏爲暑迫上行先與犀角地黄湯繼以桃仁承氣湯去瘀血宿積後治暑即安（並白雲集）

倒倉治咯血

丹溪曰台州林德芳年三十餘得咳而咯血發熱肌體漸瘦衆醫以補藥調治數年其證愈甚診其六脉皆濇予曰此因好色而多怒精血耗少又因補塞藥太多榮衛不行瘀血内積肺氣壅遏不能下降治肺壅非吐不可精血耗少非補不可唯倒倉法二者俱備但使吐多於瀉耳兼灸肺俞五次而愈（醫案）

齒舌出血

一人不咳不唾而血散見口中從齒縫舌下來每用益腎水瀉相火藥治之不旬日愈治法

服丹藥致臭衄

一富室男子鼻血不止六脉洪數究竟云服丹藥太過遂用黄連黄芩大黄爲末水煎服愈調服亦可良方

鼻血不止名腦衄

王執中母氏忽患鼻衄急取藥服凡平昔與人服有效者皆不效因閲集效方云口鼻出血不止名腦衄灸上星五十壯尚疑頭上不宜多灸只灸七壯而止次日復作再灸十四壯而愈有人鼻常出膿血執中教灸顖會亦愈則知顖會上星皆治臭衄云資生經

煑燈盞治衄血

譙知閤熈載壬子年病衄血用燈盞數枚以百沸湯煮逐枚漉出乘熱安頂上冷卽易之果愈

麻油紙撚止鼻衄

好麻油紙撚紝鼻中頂之打嚔卽愈蘇韜光云此方甚奇其母令人一夕嘗衄盈盆百藥不效用此遂愈

並百乙方

酒毒致鼻衄

郡人蘇伯友病衄旬浹不止時天暑脉弱衆醫以氣虛不統血日進著歸茸附彌甚則告術窮家人皆訴其容貌變更蘇亦流涕長泣命其子强呂元膺診至未食頃其所衄血巳三覆器矣及切其脉兩手皆虛芤右上部滑浮數而躁且其鼻赤齄而色澤卽告之

曰此得之湎酒酒毒梟悍而風暑乘之熱蓄于上焦故血妄行而淖溢蘇曰某嘗餞走赤日中已而醉酒向風公診當是元膺爲製地黄汁三升許兼用防風湯半劑飲之立驗

心虚衄血

鄞董允謙妻患衄三年許醫以血得熱則淖溢服瀉心涼血之劑益困衄纔數點輙昏項彦章診之六脉微弱寸爲甚曰肝藏血而心主之今寸口脉微知心虚也心虚則不能司其血故逆而妄行法當養心仍補脾實其子子實則心不虚矣服琥珀諸補心之劑愈並九靈山房集

好熱物致鼻衄

楊子縣吏陳某當臘月鼻衄至正月凡十三日始定其脈實而數治當下導與桃仁承氣湯去積瘀次服旣濟湯而愈蓋此人過食煎炙飲醇酒皆積熱所致也白雲集

下血宜灸

陸氏續集驗方治下血不止量臍心與脊骨平於脊骨上灸七壯即止如再發即再灸七壯永除根目覩數人有效予嘗用此灸人腸風皆除根神效無比然亦須按其骨突處疼方灸之不疼則不灸也但便血本因腸風腸風即腸痔不可分而爲三或分爲三而治之非也

酒毒下血

治酒毒下血多至升斗者盧州郭醫云趙俊臣帥合肥日其壻司馬機宜患此服四物湯每料加炒焦槐花二兩如常法煎服

厚朴煎治便血

王嗣康爲蔡邸先處厚朴煎治積年下血韓縣尉云乃尊左藏服之作效右用厚朴五兩用生薑五兩同擣爛於銀石器内炒令紫色白朮一兩大麥蘗神麴二味各一兩同炒紫色右爲細末白水麵糊爲丸如梧桐子大疾作空心米飲下一百丸平時三五十丸嗣康云腸胃本無血縁氣虚腸薄自滎衛滲入今用厚朴厚腸胃神麴麥蘗消酒食白朮導水血自不作也

藏毒

子和云汝南節度副使完顏君寶藏毒下衃血發渴寒熱往來延及六載日漸瘦弱無力面黄如染余診其兩手脈沉而身凉内經以寒爲榮氣在故可治先以七宣丸下五七行次以黄連解毒湯加當歸赤芍藥與地榆散同煎服之一月愈

剉心下血

棠谿欒彦剛病下血醫者以藥下之默默而死其子企見而問之曰吾父之死竟無人知是何證戴人曰病剉其心也心主行血故被剉則血不禁若血温身熱者死火數七死必七日治不當下若下之不滿數企曰四日死何謂病剉心戴人曰智不足而强謀力不足而强舉心安得不剉也欒初與邪爭屋不勝遂

得此病。企由是大服拜而學醫 並儒門事親

偶食冰蜜愈下血

一男子藏毒下血當六月熱不可堪自甘於死忽思冰蜜水猛捨性命飲一大盂痛止血住

食生物下紫黑血

唐生者病因飲酪水及食生物下利紫黑血十餘行脾胃受寒濕毒與六神平胃散半兩加白朮三錢以利腰臍間血一服愈

結陰便血

真定總管史侯男十哥年四十有二肢體本瘦弱於至元辛巳因收秋租佃人置酒味酸不欲飲勉飲三兩盃少時腹痛次傳泄瀉無度日十餘行越十日便

後見血紅紫之類腸鳴腹痛求醫治之曰諸見血皆以為熱用芍藥蘗皮丸治之不愈仍不欲食食則嘔酸形體愈瘦面色青黄不澤心下痞惡冷物口乾時有煩躁不得安臥請予治之具説其由診得脉弦細而微遲手足稍冷内經云結陰者便血一升再結二升三結三升經云邪在五藏則陰脉不和陰脉不和則血留之結陰之病陰氣内結不得外行無所稟滲入腸間故便血也宜以平胃地榆湯治之此藥温中散寒除濕和胃治之數服病減太半仍灸中脘三七壯乃胃募大引胃上升滋榮百脉次灸氣海百餘壯生發元氣灸則强食生肉又以還少丹服之則喜飲食添肌肉至春再灸三里二七壯壯脾温胃生發元

氣此穴乃胃之合也改服芳香之劑戒以慎言語節飲食良愈寳鑑

瘀血似痢

丹溪曰東陽胡兄年四十餘歲患痢疾百日百藥不效時正九月初旬予診其六脉急促沉弦細弱左手為甚日夜數十行視瘀物甚少惟下清涕有紫黑血絲食全不進予曰此非痢也當作瘀血治之其兄問瘀血何事而致予曰飽後急走極力叫罵毆打攧撲多受疼痛大怒不泄補塞太過大酒大肉皆能致之其兄曰去歲枉受杖責經涉兩年此非瘀血乎予曰服吾藥得瘀血則生矣遂以乳香沒藥桃仁滑石佐以檳榔木香用麯糊丸以米湯下百餘粒夜半又不

動又依前下二百粒至天明大下穢物如爛魚腸約二三升困頓終日漸與粥食而安（醫案）

鏡面草治尿血

陳總領云余頃在章貢時年二十六忽小便後出血數點不勝驚駭旋卻不疼如是一月若不飲酒則血少終不能止偶有鄉兵告以市醫張康者常療此疾遂呼之來供一器藥云是草藥添少蜜解以水兩服而愈既厚酬之遂詢其藥名乃鏡面草一名螺黶草其色青翠所在石堦縫中有之（良方）

小便出血

人有患小便出血者人教酒與水煎苦蕒菜根服即愈（資生經）

腸風灸龜尾

何教授湯簿有腸風疾積年不愈取脊端窮骨名龜尾當中一灸除根湯簿因傳此方後觀灸經此穴療小兒脫肛瀉血蓋岐伯灸小兒法也後人因之以灸大人腸風瀉血爾蓋大人小兒之病初不異故也五痔便血失屎廻氣灸百壯在脊窮骨上赤下白處見上

婦人陰痛出血

樞府陳斷事內人病召呂元膺視切其脉左口弦而芤餘部皆和元膺卽起密告陳曰夫人病當陰中痛而出血且少陰對化在玉泉應心痛痛則動血而與經水不相關蓋得之因內大驚神懾而血菀陳曰公醫誠良也致病一如公言元膺乃爲製益榮之劑且

納藥幽隱處再劑卽無苦矣九靈山房集二

痺門

痺病啖茯苓

汝陽錢仲暘爲宋之一代名醫自患周痺每取茯苓其大逾斗者以法啖之閱月乃盡由此雖偏廢而氣骨堅悍如無疾者壽八十二而終宋史

骨痺

子和曰陳下酒監魏德新因赴冬選犯寒而行眞氣元衰加之坐卧冷濕食飲失節以冬遇此遂作骨痺骨屬腎也腰之高骨壞而不用兩胯似折面黑如炭前後臁痛痿厥嗜卧遍問諸醫皆作腎虛治之余先以玲瓏竈熨蒸數日次以苦劑上湧訖寒痰三二升

下虛上實明可見矣次以淡劑使白术除脾濕令茯苓養腎水責官桂伐風木寒氣偏勝則加薑附否則不加又刺腎俞太谿二穴二日一刺前後一月平復如故僕常用治傷寒汗下吐三法移爲治風痺痿厥之法愈者多矣

痺證治法

戴人曰嘗治一税官病風寒濕痺腰脚沉重浮腫夜則痛甚兩足惡寒經五六月間猶綿脛靴足腰膝皮膚少有跣露則冷風襲之流入經絡其痛轉劇走注上下往來無定其痛極處便攣急而腫起肉色不變腠理間如蟲行每遇風冷病必轉增飲食轉減肢體瘦乏須人扶掖猶能行立所服者烏附薑桂種種燥

熱燔鍼着灸莫知其數前後三年不愈一日命予脉之其兩手皆沉滑有力先以導水丸通經散各一服是夜瀉二十餘行痛減過半漸服赤茯苓湯川芎湯防風湯此三方在宣明論中治痺方是也日三服煎七八錢漐漐然汗出余又作玲瓏竈法薰蒸若血熱病反劇諸汗法古方亦多有之惟以吐發汗者世罕知之故余嘗曰吐法兼汗良以此夫

濕痺

常仲明病濕痺五七年矣戴人令上涌之後可瀉五七次其藥則舟車濬川通經神祐益腎自春及秋必十餘次方能愈公之疾不必鍼灸與令嗣皆宜涌但臘月非其時也欲俟春時恐余東適令姑屏病之大

勢至春和時人氣在上可再涌之以去其根卒如所論而愈

又

一衲子因陰雨臥濕地一半手足皆不隨若遇陰雨其病轉加諸醫皆作中風偏枯治之用當歸芍藥乳香没藥自然銅之類久反大便澀風燥生經歲不已戴人以舟車丸下三十餘行去青黄沫水五升次以淡劑滲泄之數日手足皆舉戴人曰夫風濕寒三氣合而成痺得寒而浮畜於皮膚之間久而不去内舍其合日用去水之藥可也水濕者人身中之寒物也寒去則血行血行則氣和氣和則愈矣並儒門事親

腹上麻痺

腹上麻痺不仁多煮葱白喫之自愈危氏方

醫說續編卷第十二

醫説續編卷第十三

崑山　周恭　輯

內傷門

傷酒頭疼寒熱

予和曰一酒病人頭痛身熱惡寒狀類傷寒診其脉兩手俱洪大三兩日不圊予以防風通聖散約一兩水一中椀生薑二十餘片葱鬚根二十莖豉一大撮同煎三五沸去柤稍熱分作二服先服一服多半須臾以釵股探引咽中吐出宿酒香味尚然約一兩掬頭上汗出如洗次服少半立愈內經曰火鬱發之發謂汗之令其疎散也

傷冷酒

戴人出游道經陽夏縣間一舊友病已危矣戴人往視之其人曰我别無病三年前當隆暑時出村野有以煮酒餽予者適村落無湯器冷飲數升便覺左脇下悶漸痛結硬至今不化鍼灸磨藥殊不得力戴人診其兩手脉俱沉實而有力先以獨聖散吐之一湧二三升色如煮酒香氣不變後服和脾散去濕藥五七日百脉冲和始知鍼灸無功徒增苦楚矣並儒門事親

酒傷胃滿發熱

一飲酒人胃大滿發熱夜譫語類傷寒右脉不如左大與補中益氣湯去黄耆柴胡升麻加半夏以黄芪補氣柴胡升麻又升故去之服後病愈因食凉物心痛於前藥中加草荳蔻數粒愈

內傷汗下後發譫語

一人本內傷汗下後譫語初能認人後三五日語後便妄言此神不守舍慎勿攻擊脉多細數不得睡足冷氣促面褐青色必乾燥用補中益氣湯加人參半兩竹葉三十片煎服效法並治

酒毒病身輕如飄

王經歷患身輕飄飄若行空虛中易醫凡五七十人皆以爲風虛與熱劑勢轉加周子固曰此酒毒也即以寒凉之劑驅之隨愈九靈山房集

飲食自倍腸胃乃傷

羅謙甫曰癸丑歲予隨王承應至瓜忽都地面住冬有博兒赤馬剌約年三旬有餘因獵得兎以火炙食

之各人皆食一枚惟馬剌獨食一枚半抵暮至營極困倦渴飲潼乳斗餘是夜腹脹如鼓疼痛悶亂臥而欲起起而復臥欲吐不吐欲瀉不瀉手足無所措舉家驚荒請予治之具説飲食之由診其脉氣口大二倍於人迎乃應食傷太陰經之候也右手關脉又且有力蓋燒肉乾燥因而多食則致渴飲乾肉得潼乳之濕是以滂滿於腸胃腸胃乃傷非峻急之劑則不能去遂以備急丸五粒覺腹中轉矢氣欲利不利復投備急丸五粒又與無憂散五錢須臾大吐又利十餘行皆物與清水相合而下約二斗餘腹中空快漸漸氣調至平旦以薄粥飲少少與之三日後再以參朮之藥調其中氣七日而愈或曰用峻急之藥汝家

平日所戒今反用之何也予曰理有當然不得不然內經曰水穀入口則胃實而腸虛食下則腸實而胃虛更虛更實此腸胃傳化之理也今飲食過節腸胃俱實胃氣不能腐熟脾氣不能運化三焦之氣不得升降故成傷也大抵內傷之理傷之微者但減食一二日所傷之物自得消化此良法也若傷之稍重者以藥內消之傷之太重者以藥除下之痺論有云陰氣者靜則神藏躁則消亡飲食自倍腸胃乃傷今因飲食太過使陰氣躁亂神不能藏死在旦夕矣孟子云若藥不瞑眩厥疾弗瘳峻急之劑何不可之有或者然之

內傷誤汗溫中益氣治驗

中書左丞相史公天澤年六旬有七至元九月間因內傷自利數行覺肢體沉重不思飲食嗜臥懶言語舌不知味腹中疼痛頭亦痛而惡心醫以通聖散大作劑料服之覆以厚衣遂大汗出前證不除而反增劇易數醫四月餘不愈召羅謙甫治之謙甫診得六脈沉細而微弦。不欲食食即嘔吐中氣不調滯於升降口舌乾燥頭目昏眩肢體倦怠足胻冷臥不欲起丞相素不飲酒肢體本瘦又因內傷自利又復獲汗是重竭津液脾胃愈虛不能滋榮周身百脈故使然也非甘辛大溫之劑則不能溫養其氣經云脾欲緩急食甘以緩之又脾不足者以甘補之黃芪人參之甘補脾緩中故以爲君形不足者溫之以氣當歸辛温和血潤燥木香辛温升降滯氣生薑益智草荳蔻仁辛甘大熱以蕩中寒理其正氣白术炙甘草橘皮甘苦温乃厚腸胃麥蘖麪寛腸胃而和中神麯辛熱導滯消食爲佐使又件㕮咀一兩水煎服之嘔吐止飲食進越三日前證悉去左右侍者曰前證雖去九日不大便如何謙甫曰丞相年高氣弱既利且汗脾胃不足陽氣虧損津液不潤也豈敢以寒凉有毒之劑下之仲景曰大發汗後小便數大便堅不可用承氣湯如此雖内結宜以蜜煎導之須臾去燥糞二十餘塊遂覺腹中空快上下氣調又以前藥服之喜飲食但有所傷則以橘皮枳术丸消導之至月餘其病乃得平復丞相曰病既去矣當服何藥以防其復來

謙甫曰不然但慎言語節飲食不可服藥夫用藥如用刑民有罪則刑之身有疾則藥之無罪妄刑是謂虐民無病妄藥反傷正氣軍志有曰允當則歸服而舍之可也丞相悦而然之其藥名參朮調中湯

悮治內傷變成陽證

眞定府趙吉夫者約年三旬有餘至元丙寅五月間偶因勞役飲食失節傷損脾胃時發煩躁而渴又食冷物過度遂病身體困倦頭痛四肢逆冷嘔吐而心下痞醫者不審見其四肢逆冷嘔吐心下痞乃用桂末三錢匕熱酒調服仍以綿衣覆之作陰毒傷寒治之須臾汗大出汗後即添口乾舌澀眼白睛紅項強硬肢體不柔和小便淋赤大便秘澁循衣摸牀如發

狂狀問之則言語錯亂視其舌則赤而欲裂朝輕暮劇凡七八日家人輩自謂危殆不望生全鄰人吉仲元舉予治之診其脉六七至知其熱證明矣遂用大承氣湯苦辛大寒之劑一兩作一服服之利下三行折其勝勢翌日以黃連解毒湯大苦寒之劑二兩使徐徐服之以去餘熱三日後病十分中減之五六更以白虎加人參湯約半斤服之瀉熱補氣前證皆退戒以慎起居節飲食月餘漸得平復内經曰凡用藥者無失天時無逆氣宜無翼其勝無贊其復是謂至治又云必先歲氣無伐天和當暑氣方盛之時聖人以寒凉藥急救腎水之原補肺金之不足雖有客寒傷人仲景用麻黃湯内加黃芩知母石膏之類發黃

發狂又有桂枝湯之戒況醫者用桂末熱酒調服此所謂差之毫釐繆以千里逆仲景之治法經云不伐天和不贊其復不翼其勝不失氣宜不然故病未已新病復起矣

内傷變成陰證亦作五虛證

至元己巳六月廿住夏於上都僉院董彦誠年踰四旬因勞役過甚煩渴不止及飲潼乳又傷冷物遂自利腸鳴腹痛四肢厥冷冷汗自出口鼻氣亦冷六脉如蛛絲時發昏憒衆太醫議之以葱熨臍下又以四逆湯五兩生薑二十片連鬚葱白九莖水三升煮至一升去柤凉服至夜半氣温身熱思粥飲至天明而愈玉機眞藏論云脉細皮寒氣少泄利飲食不入此

謂五虚漿粥入胃則虚者活信哉魯齋許先生聞之歎曰病有輕重方有大小治有緩急僉院之證非大方從權急治則不能愈也至真要大論云補下治下制以急急則氣味厚此之謂也

用熱遠熱從乎中治勞倦傷冷

郝道寧友人劉巨源時年六十有五至元戊寅夏月因勞倦飲食不節又傷冷飲得疾醫者往往皆以四時證治之不愈逮十日道寧請羅謙甫治之診視曰右手三部脉沉細而微太陰證也左手三部脉微浮而弦虚陽在表也大抵陰多而陽少今所苦身體沉重四肢逆冷自利清穀引衣自覆氣難布息語言郤懶此脾受寒濕中氣不足故也仲景言下利清穀急

當救裏宜四逆湯溫之內經復有用熱遠熱之戒口乾但欲漱水不欲嚥早晨身凉而肌生粟午後煩躁不欲去衣昏昏睡而面赤隱隱紅斑見於皮膚此表實裏虛也內虛則外證隨時而變詳內外之證乃飲食勞倦寒傷於脾胃非四時之證明矣治病必察其本今適當大暑之時而得內寒之病以標本論之時令標也病本也用寒則順時而違本用熱則從本而逆時此乃寒熱俱傷必當從乎中治中治者溫之是也遂以錢氏白朮散加升麻就本方葛根甘草以解其斑少加白朮茯苓以除濕而利其小便人參藿香木香安脾進飲食㕮咀每服一兩煎服再服斑退而身溫利止而神出次服異功散治中湯辛溫之劑一

二服五日得平止藥主人曰病雖少愈勿藥可乎羅君曰藥攻邪也内經曰治病以平爲期邪氣既去强之以藥變證隨起不若以飲食調養待其眞氣來復此不藥而藥不治而治之理存焉從之旬日良愈噫謙甫之爲醫深究内經之旨以爲據依不爲浮議之所摇胷中了然而無所滯豈驗方而用藥者比也巨源友舊朝夕往視之故得其詳不可不録之以爲戒五月廿五日郝道寧謹題 並寶鑑

啖馬肉過傷

茶商李富人也啖馬肉過傷腹脹醫以大黄巴荳施治之轉劇抱一翁項彥章後至診之寸口脉促而兩尺將絶彥章曰胷有新邪故脉促宜引之上達今反

奪之誤矣急飲以涌劑且置李中座使人環旋頃吐宿肉仍進神芎丸大下之病去衆醫咸曰予所不及也

愚按羅謙甫治赤馬刺食炙兎内傷視其脉氣口大二倍於人迎關脉尤有力乃用備急丸大黄巴荳之劑及無憂散上吐下利始平復項彦章治食馬肉服大黄巴荳病轉劇診其脉寸口促而兩尺將絶以爲胸有新邪故脉促宜引之上達次復利之以徹餘垢而愈所謂上部有脉下部無脉其人當吐者是也夫傷物一也而治之不同藥之有異何哉由乎脉之異而已天下之醫治病有不由脉以有限之藥應無窮之病者吾不知其何謂也舉

此一端以證其弊學醫君子其可不盡心焉

內傷不足惡風發熱

澍帥胡公病發熱惡風而自汗氣奄奄弗屬諸醫作傷寒治發表退熱而病益增項彥章診其脉陰陽俱沉細且微數處以補中益氣之劑醫止之曰表有邪而以參芪補之邪得補而愈盛必死此藥矣彥章曰脉沉裏病也微數者五性之火內扇也氣不屬者中氣虛也是名內傷經曰損者溫之飲以前藥而愈並九

靈山房集

傷食煎煿

丘仲山女讒八歲病傷食煎煿內閉悶口乾唇舌燥黑腹痛不可忍或以剛燥丸藥利之而痛閉益甚滑

伯仁遂以牽牛大黄清快藥爲丸以伏其㷔利而愈

內傷外感

淮南丞相方國瑛分省四明聞櫻寧生名禮致見之館穀留城中一日公壻戴頳仲以使事往奉化雪中且進冷食病內外傷惡寒頭痛心腹疼而嘔診之脉沉且緊時伏而不見曰在法下利清穀當急救裏清便自調當急救表今所患內傷冷飲食外受寒冷清便自調救表最急以桂枝湯力微遂爲變法與四逆湯服之晬時服附子一兩明日則脉在肌肉唯緊似若外證已去內傷獨存乃以丸藥下去宿食後調中氣數日即安　並白雲集

瘵門

諸痿起于肺熱

諸痿皆起于肺熱傳入五藏散爲諸證大抵只宜補養若以外感風邪治之寧免實實虚虚之禍乎（治法）

論治痿法

或問治痿之法獨取陽明二經何也趙良仁曰諸痿生于肺熱只此一句便見治法大意經曰東方實西方虚瀉南方補北方此以因就生尅言補瀉而大經大法不外于此蓋東方木肝也西方金肺也南方火心也北方水腎也五行之中惟火有二腎雖有兩水居其一陽常有餘陰常不足故經曰一水不勝二火理之必然金體燥而居上主氣畏火者也土性濕而居中主四肢畏木者也火性炎上若嗜慾無節則水

失所養火寡于畏而侮所勝肺金得火邪而熱矣木性剛急肺受邪熱則金失所養木寡于畏而侮所勝脾土得木邪而傷矣肺熱則不能營攝一身脾傷則四肢不能爲用而諸痿之病作矣瀉南方則肺金清而東方不實何脾傷之有補北方則心火降而西方不虛何肺傷之有故陽明實則宗筋潤能束骨而利機關矣治痿之法無出於此駱龍吉亦曰風火相熾當滋腎水東垣先生取黃柏爲君黃芪等補藥爲輔佐而無一定之方有兼痰積者有濕多者有熱多者有濕熱相半者有挾寒者臨病制方其善於治痿乎雖然藥中肯綮矣若將理失宜聖醫不治也但是患痿之人若不淡薄食味吾知其必不能安全也藥要或問

誤治痰氣變成痿厥

丹溪云東陽吳子方年五十形肥味厚且多憂愁脉常沉澀自春來得痰氣病醫認爲虛寒率與燥熱香竄之劑至四月間兩足弱氣上衝飲食減召予治之予曰此熱鬱而脾虛痿厥之證作矣形肥而脉沉未是死證但藥邪太盛當此火旺實難求生且與竹瀝下白朮膏二觔氣降食進一月後大汗而死餘論

吐痿

子和曰陳下一武弁宋子玉因駐軍息城五六月間暴得痿病腰胯兩足皆不任用躄而不行求治于予察其兩手脉俱滑大而有力予憑內經火淫於內治以鹹寒以鹽水越其膈間寒熱宿痰新者爲熱舊者

爲寒或宿食宿飲在上脘者皆可涌之宿痰旣盡因而下之節次數百行覺神志日清飲食日美兩足漸舉腳膝漸伸心降腎升更繼以黄連解毒湯加當歸等藥及瀉心湯凉膈散柴胡飲子大作劑煎時時呷之經曰治心肺之病最近用藥劑不厭頻而少治腎肝之病最遠用藥劑不厭頓而多此法人皆怪之然予治痿尋常用之如拾遺物予若以此誑人其如獲罪於天何此宋子玉之證所以不得不書也且示信於來世

利痿

兗丘軍校三人皆病痿積年不差腰已下腫痛不舉遍身瘡疥兩目昏暗脣乾舌燥求療於戴人戴人欲

投瀉劑二人不從爲他醫溫補之藥所惑皆死其同病有宋子玉者俄省曰彼以熱死我其改之竟從治之而愈戴人曰諸痿獨取陽明陽明者胃與大腸也此言不止謂鍼也鍼與藥同也並儒門事親

服剛劑病痿證

夏子韶妻始病瘧當六七月他醫以爲脾寒胃弱久服桂附後瘧雖退而積火燔熾致消穀善饑日數十飯猶不足終日端坐如常人第目昏不能視足弱不能履腰胯困軟肌肉虛肥至冬初子韶謁樓寧生往候脉洪大而虛濡曰此痿證也長夏過服熱藥所致蓋夏濕令當權剛劑太過火濕俱甚肺熱葉焦故兩足痿易而不爲用也東垣有長夏濕熱成痿之法當

以此治之食日益減目漸能視至冬末忽自起下榻行步如故白雲集

背傴足攣

丹溪曰一村夫背傴僂而足攣已成廢人予視其脉雙手沉弦而濇遂以張戴人煨腎散與之上吐下瀉過月餘又吐瀉交作如此三四次而平復

陰痿

鮑兄年二十餘前陰玉莖挺長腫而痿皮常搵潤磨股不能行兩脇氣上手足倦弱先以小柴胡大劑加黃連行其濕熱次畧與黃栢降其逆上之氣其腫漸收漸減及半但莖中有一塊硬未消遂以青皮一味爲君少加散風之劑末服外以絲瓜汁調五倍子末

傳之而愈並醫案

陰痿臊臭

一富者前陰臊臭又言連日飲酒腹中不和求東垣治之曰前陰者足厥陰肝之脉絡陰器出其挺末夫臭者心之所主散入五方爲五臭入肝爲臊臭此其一也當於肝經中瀉行間是治其本後於心經中瀉少衝乃治其標如惡鍼當用藥除之夫酒者氣味俱厚能生裏之濕熱是風濕熱合於下焦爲邪故經云在下者引而竭之酒是濕熱之水亦宜決前陰以去之是合下焦二法治之以龍膽瀉肝湯主之秘藏

厥門

論治厥病脉法

有陽厥有陰厥陽衰於下卽寒陰衰於下卽熱原病式中許之有痰有氣虚有血虚有熱治痰白术竹瀝湯治熱承氣湯外感加薑汁氣虚者脉細血虚者脉大如葱管熱厥者脉數外感者脉浮實痰者脉弦治法

厥證

子和曰西華李政之病寒厥其妻病熱厥前後十餘年其妻服逍遥十餘劑終無寸效一日命予診之二人脉皆浮大而無力政之曰吾手足之寒時時漬以熱湯漬而不能止吾婦手足之熱終日以冷水沃而不能已者何也余曰寒熱之厥也此皆得之貪欲縱嗜慾遂出内經厥論證之政之喜曰内經眞聖書也十餘年之疑今而釋然縱不服藥愈過半矣僕曰熱

厥者寒在上也寒厥者熱在上也寒在上者以温劑補肺金熱在上者以凉劑清心火分處二藥令服之不輟不旬日政之詰門謝曰寒熱之厥皆愈矣其妻當不過數月而有娠何哉陰陽皆和故也凡尸厥痿厥風厥氣厥酒厥可一涌而醒次服降心火益腎水通血和氣之藥使粥食調養無不差者若其餘諸厥倣此行之慎勿當疑似之間便作風氣相去邈矣

痰厥

一夫病痰厥不知人牙關緊急諸藥不能下候死而已戴人見之問侍病者曰口中曾有涎否曰有戴人先以防風藜蘆煎湯調瓜蔕末灌之口中不能下乃取長蛤甲磨去刄以紙裹其尖灌於右鼻竅中嘓然

下咽有聲復灌其左竅亦然戴人曰可治矣良久涎不出遂以砒石一錢又投之鼻中忽偃然仰面似覺有痛斯須嘔噦吐膠涎數升頗腥砒石尋常勿用以其病大非如此莫能動然無瓜蒂亦不可便用宜消息之大凡中風涎塞往往逆上若斷爲風專求風藥至寶等丹誤人多矣竝儒門事親

暴蹷僵也

普濟寺主僧體無爲病蹷已三日不知人切其脉右口之陽弦而遲少陰之脉堅而勁不滿四十動而止此寒邪乘於腎肝所致法當以辛甘復其陽爲作湯三升頓服遂起對客如不病然一藏已絕去此若干日當復病病即死果死如其日九靈山房集

喉舌門

頷腫喉閉

李襲興稱武德中出鎮潞州許人甄權以新撰明堂示予時有刺史成君綽忽腮頷腫大如升喉中閉塞水粒不下三日矣予屈權救之鍼其右手次指之端如食頃氣息即通明日飲啖如故千金翼按銅人云少商穴在手大指端內側去爪甲角如韭葉今成君綽顋頷腫大如升甄權鍼之立愈病狀少異功效實同李云次指端銅人云大指端未知孰是果鍼少商當在大指端也姑兩存之以俟識者資生經

喉癰

嘉祐中有太傅程公守江夏因母暴患咽中有癰卒

然而長塞氣不通命醫者止可用藥勿施鍼以損之醫曰咽中氣塞不通豈能用藥藥既下之豈能卒效故衆醫不敢措治尋有醫博范九思云有藥須用未使新筆點之癰疽卽便差公遂取新筆與之九思乃以點藥上癰藥到則有紫血頓出漸氣通而差公曰此達神聖之妙矣公命九思飲而求其方九思大笑曰其患是熱毒結於喉中塞之氣不宣通病已危甚公堅執只可用藥不可用鍼若從公意則必誤命若不從公意固不能施治九思當日曾以小鍼藏於筆頭中妄以點藥乃鍼開其癰而效也若非如此何以紫血頓下也公方省而歎曰鍼有劫病之功驗於今日古人云爲將不察士卒之能否則不能決勝爲醫

不察藥之主治則不能便差又將無卒謀遠慮戰無必勝醫無卒機遠見治無必效也（針灸四書）

纏喉風

有人纏喉風食不能下將大麥麵作稀粥令嚥之既滑膩容易下咽以助胃氣（衍義）

喉閉灸三里

鄭惟康主簿嘗苦喉閉雖水亦不能下咽灸三里穴而愈

白僵蠶治喉腫

咽喉腫痛用白僵蠶直者不拘多少炒爲末以生薑自然汁調服一錢匕吳內翰備急方云余嘗苦此用之甚效葛彥恢提舉閩中曾患喉痺五八主簿用此

方治之即安一方調下二錢未通半時許再服立通吐出頑痰別將大黃一塊慢火炮熟打撲盡灰如一米厚切片以兩指大一片口內含汁嚥之一食頃再換一片或患人語不得及自嚥不下即扶起靠斜仰坐令人呷藥在口以筆管注入鼻中男左女右注藥訖隨即扶令正坐須臾吐涎不即扶起恐吐自鼻中出也吐了含嚥大黃如前

喉閉口噤

治急喉閉閉口不得者右以黃蠟紙裹巴荳一箇如患人鼻孔大小中心切破急以塞鼻氣衝入喉中自破已覺通利即除去濠守王亞夫方巴荳去殼搥碎以綿裹隨左右納鼻中即吐出惡物後有鼻中或生

少瘡亦無害並百乙方

治喉痺勿緩

予和曰一男子纏喉風腫表裏皆作藥不能下余以凉藥灌於鼻中下十餘行外以拔毒散傅之陽起石燒赤與伏龍肝各等分細末之日以新水掃百遍三日熱始退腫始消

又

一貴婦喉痺蓋龍火也雖用凉劑而不可使冷服爲龍火宜人火逐之人火者烹飪之火也乃使曝於烈日之中登於高堂之上令侍婢以火爐坐藥銚子上使藥常極熱不至大沸通口時時呷之百餘次龍火自散此法以熱行寒不爲熱病扞格故也大抵治喉

痺用鍼出血最爲上策但人畏鍼委曲傍求瞬息喪命凡用鍼而有鍼瘡宜搗生薑一塊調以熱白湯時時呷之則瘡口易合銅人中亦有灸法然痛微者可用病速者恐遲則殺人故治喉痺之火與救火同不容少待内經云火鬱發之發謂發汗然咽喉中豈能發汗故出血者乃發汗之一端也後之君子毋執小方而曰吾藥不動藏府又妙於出血若幸遇小疾而獲效不幸遇大病而死矣毋遺後悔可也

又

一婦人病咽喉腫塞漿粥不下數日腫不退藥既難下鍼亦無功戴人以當歸荆芥甘草煎使熱漱之以冷水拔其兩手不及五六日痛減腫消飲食如故咽

喉之病甚急不可妄用鍼藥（並儒門事親）

肺熱喉腥治驗

梁濟民因膏粱而厚飲又勞心過度肺氣有傷以致氣出腥臭唾涕稠粘口舌乾燥以加減瀉白散主之難經云心主五臭肺爲腥臭此其一也論曰梁氏膏粱之子因洪飲大熱之氣所傷滋溢心火形於肺金故以桑白皮地骨皮微寒降肺中伏火而補氣用以爲君黄芩知母苦寒治氣息腥臭清利肺氣用以爲臣肺欲收急食酸以收之五味子之酸温以收肺氣麥門冬甘苦寒治涕唾稠粘口舌乾燥用以爲佐桔梗體輕辛温治痰逆利咽膈爲使也

病有遠近治有緩急（喉腫下科）

征南元帥不潾吉歹年七旬丙辰春東征南廻至楚丘諸路迎迓多獻酒醴因而過飲遂腹痛腸鳴自利日夜約五十餘行咽嗌腫痛耳前後赤腫舌本强涎唾稠粘欲吐不能出以手曳之方出言語艱難反側悶亂夜不得卧命予診得脉浮數按之沉細而弦卽謂中書粘公曰仲景言下利清穀身體疼痛急當救裏清便自調急當救表救裏四逆湯救表桂枝湯總帥今胃氣不守下利清穀腹中疼痛雖宜急治之比之咽嗌猶可少待公曰何謂也答曰内經云瘡發於咽嗌名曰猛疽此疾治遲則塞咽塞咽則氣不通氣不通則半日死矣故宜急治於是遂砭刺腫上紫黑血出頃時腫勢大消遂用桔梗甘草連翹鼠粘子酒

製黄芩升麻防風等分㕮咀每服約五錢水煑清令
熱漱冷吐去之嚥之恐傷脾胃自利轉甚再服涎清
腫散語言聲出後以神應丸辛熱之劑以散中寒解
化宿食而燥脾濕丸者取其不即施化則不犯其上
熱至其病所而後化乃治主以緩也不數服利止痛
定後胷中閉塞作陣而痛予思靈樞有云上焦如霧
宣五穀味薰膚充身澤毛若霧露之漑是爲氣也今
相公年高氣弱自利無度致胃中生發之氣不能滋
養於心肺故閉塞而痛經云上氣不足推而揚之脾
不足者以甘補之再以異功散甘辛微温之劑温養
脾胃加升麻人參上升以順正氣不數服胷中快利
而痛止內經云調氣之方必別陰陽內者內治外者

外治微者調之其次平之勝者奪之隨其攸利萬舉萬全又曰病有遠近治有緩急無越其制度又曰急則治其標緩則治其本此之謂也並寳鑑

咽痛拔項髮

治咽痛至危困以手用力拔項心髮立通無髮者撮項心皮劉大夫得此方未試忽一卒苦咽痛不能言亟去其巾乃患酒秃卽以意令人用力撮項心皮遂安是齋方

槐花治咽嗄

歐公與梅都官書云咽嗄秪用新好槐花於新瓦上慢火炒令熟置懷袖中隨行隨坐卧閑送一二粒置口中咀嚼咽之使喉中常有氣味久之聲自通尺牘

咽乾

趙鶴臯妻病咽乾水漿不能下衆醫盡愕周子固拒以平生所最嗜獨灘鸂即命烹飪進之授以匕筯入口無所苦而食進病如失九靈山房集

木舌脹

子和曰昔予治一婦人木舌脹其舌滿口諸醫不愈余以錍鍼小而銳者砭之五七度腫減三日方平計所出血幾至盈斗

舌腫

南鄰朱老翁年六十餘歲身熱數日不已舌根腫起和舌尖亦腫腫至滿口比元舌大二倍一外科以燔鍼刺其舌兩傍下廉泉穴病勢轉凶將至顛巘戴人

曰血實者宜決之以錍鍼磨令鋒極尖輕砭之日砭八九次血出約一二盞如此者三次漸血出而痛減腫消夫舌者心之外候也心主血故刺出則愈又曰諸痛痒瘡瘍者屬心火燔鍼艾火是何義也

錢吞咽中不下

一小兒誤吞一錢在咽中不下諸醫皆不能取亦不能下乃命戴人戴人熟思之忽得一策以淨白表紙令卷實如箸以刀縱横亂割其端作鬅鬙之狀又取一箸縛鍼鉤於其端令不可脫先下咽中輕提輕抑漸探之覺鉤入於錢竅然後以紙卷納之咽中與鉤尖相抵覺鉤尖入紙卷之端不礙肌肉提之而出並儒門事親

重舌

李莫安撫內子夜半忽不能言燭之乃舌下生一舌上急取外臺檢得一方用新眞蒲黃羅細末敷之如此五七次即愈須吐去再傅百乙方

喉間肉疊

咽喉間生肉層層相疊漸漸腫起不痛多日乃有竅子臭氣自出遂退飲食用臭橘葉煎湯連服愈危氏方

眼目門

論目不能遠視爲陰氣不足

東垣曰能近視不能遠視者陽氣不足陰氣有餘乃氣虛而血盛也血盛者陰火有餘氣虛者氣弱也此老人桑榆之象也能遠視不能近視者陽氣有餘陰

氣不足乃血虚而氣盛也血虚氣盛者皆火有餘元氣不足也火者元氣穀氣眞氣之賊也元氣來也徐而和細細如線邪氣來也緊而强如巨川之水不可遏

倒睫拳毛

夫眼生倒睫拳毛者兩目緊急皮縮之所致也葢内伏熱致陰氣外行當去其内熱并火邪眼皮緩則眼毛立出瞖膜亦退用手法攀出内瞼向外速以三稜鍼出血以左手爪甲迎其鍼鋒立愈方試效

眼證分表裏

機要曰在腑則爲表當除風散熱在臟則爲裏宜養血安神暴發者爲表而易治久病者在裏而難愈方本

內外障

眼疾有七十二般內障二十三候外障四十九候病狀一一不同據其疾狀認識旣不差錯治療必有所憑龍木論

蚺蛇膽治目疾

晉顧含養嫂失明嘗藥視膳不冠不食嫂目疾須用蚺蛇膽含計盡不得有一童子以一合授含含開乃蚺蛇膽也童子出門化爲青鳥而去嫂目遂差晉書

目張不瞑

一妊婦因大恐而病旣愈目張不瞑汝陽錢乙曰煑郁李酒飲醉則愈蓋目系連肝膽恐則氣結膽橫不下郁李仁去結隨酒入膽結去膽下則目能瞑飲之

果驗宋史

目病宜養

千金方云讀書博奕等過度患目者名肝勞若欲治之非三年閉目不視不可得差徒自瀉肝及作諸治終是無效則是目者不可使之勞也古人蓋有養之之法如彭眞人龜年嘗患目疾不計晝夜瞪目注視以去昏暗閉之少頃依法再行積功而視秋毫徐眞人甲嘗患目疾暗室正坐運睛旋還八十一數閉目集神再運不歇而神光自現狀如金輪永除昏暗施眞人自記歌亦云運睛除目暗見抱朴子皆養之之法也若用藥則地黃丸羊肝丸等與當歸芎藭黃連等分爲末以雪水煎濃汁乘熱頻洗者最佳云旣效方

鹽精治目

王叔權云予游學會稽絕早觀書晨牌方食久之患目澀倦遊而歸同舍遺以鹽精數次揩目而疾除鹽精且爾則青鹽之治目固也古方用青鹽揩牙因掬在手洗目而目明鹽精乃鹽倉地下之精英資生經

忌食畜獸肝能明目

有人年八十餘眸子瞭然夜讀蠅頭字云別無服藥但自小不食畜獸肝人以本草羊肝明目而疑之九華李鵬飛曰羊肝明目性也他肝不然畜獸臨宰之時忿氣聚於肝肝主血不宜於目明矣參贊

蘭香子治翳膜

廬州彭知録名大辯番陽人渠乃尊提舉項在臨安

纍得此疾一醫僧以此藥治之坐間瞭然酬僧百千因遂傳得屢以治人方用蘭香子洗淨眼乾每用一粒以筯點大眥頭閉目即覺藥在目內團圓旋轉藥力過即不轉須臾自隨眵淚出惹翳膜在上如魚眼然再易一粒以病退爲度治赤眼後生翳膜最妙

地黃丸治眼痛

唐丞相李恭公扈從在蜀中日患眼或澀或生翳膜或即疼痛或見黑花如荳大累累數十不斷或見如飛蟲翅羽百方治之不效僧智深云相公此病緣受風毒夫五臟實則瀉其子虛則補其母母能令子實子能令母虛腎是肝之母今腎受風毒故令肝虛肝虛則目中恍惚五藏亦然脚氣消中消渴諸風等皆

由腎虛也地黃丸悉主之用生地黃熟地黃各一觔石斛去蘆防風去蘆枳殼麩炒去穰牛膝酒浸杏仁去皮尖炒黃為末器中研入瓦去油各四兩右為細末不犯鐵器煉蜜丸如桐子大空心以荳淋酒下五十丸荳淋酒法黑荳半升淨揀簸炒令烟出以酒三升浸之不用黑荳用此酒煑獨活即是紫湯也

爛眩風眼

陸景淵之子患爛眩風眼兩眥皆痛淚漬兩頰皆即成瘡百藥不效因理故書得此方試點之須臾藥淚俱下循瘡中流出其間有小蟲自此遂愈甚妙黃連一兩淡竹葉一兩楮樹皮乾用一兩半濕用二兩右三味㕮咀以水二升煎至五合稍冷用滴目兩眥及洗爛處日三四

用並百乙方

呪偷鍼眼

已結赤腫未成膿者神驗取患人衣衫角以手緊捻定於所患眼大眥上搵之每一搵即念一聲移甚底移擨眼如此一氣念七遍搵七遍訖即隨身就手撚令緊打一結結定自然便退直候眼安方解切在志誠不須令病人知呪語或欲自呪自移亦甚可上見

目疾宜出血最急

子和曰予嘗病目赤或腫或翳作止無時偶至親息帥府間病目百餘日羞明隱澀腫痛不已忽眼科姜仲安云宜刺上星至百會速以鈹鍼刺四五十刺攢竹絲竹空上兼眉際一十刺及鼻兩孔内以草莖彈

之出血三處出血如泉約二升許來日愈太半三日平復如故予自嘆曰百日之苦一朝而解學醫半世尚闕此法不學可乎

偶獲出血愈目疾

昔一士人趙仲温赴試暴病兩目赤腫睛瞖不能識路大痛不任欲自尋死一日與同儕釋悶坐於茗肆中忽鈎窓脱下正中仲温額上髮際裂長三四寸紫血流數升血止自恠能通路而歸來日能辨屋脊次見瓦溝不數日復故此不藥不鍼誤出血而愈夫出血者乃發汗之一端也亦偶得出血法耳

偶食物愈目疾

有病目不覩者思食苦蕒頓頓不闕醫者以爲有蟲

曾不周歲兩目微痛如蟲行大眥漸明俄然大見又如北方貴人愛食乳酪牛酥羊生魚膾鹿脯猪腊海味甘肥之物皆蟲之萌也然而不生蟲者蓋筵會中多食胡荽蕪荑醬鹵汁皆能殺九蟲此二者亦偶得服食法耳智者讀此當觸類而長之可也

目盲

戴人女僮至西華目忽暴盲不見物戴人曰此相火也太陽陽明氣血俱盛乃刺其鼻中及攢竹穴與前頂五穴大出血目立明

目赤爲火運司天所致

李氏範目常赤戊子年火運君火司天其年病目者往往暴盲運火炎烈故也氏範是年目大發遂遇戴

人以瓜蒂散湧之赤立消不數日又大發其病之來也先於左目內眥赤發牽睛狀如鋪麻左之右次銳眥發亦左之右赤脉貫瞳子再湧之又退凡五次發亦五次皆湧又刺其手中出血及頭上鼻中皆出血上下中外皆奪方能戰退然不敢觀書及見日戴人云當候秋涼再攻則愈火方旺而在皮膚雖攻其裏無益也秋涼則熱漸入裏方可擒也惟宜暗處閉目以養其神水暗與靜屬水明與動屬火所以不宜見日也蓋民範因初愈後冒暑出門故痛連發不愈如是湧泄之後不可常攻使服黍粘子以退翳方在別集中

赤目宜吐

安喜趙君玉因暴赤腫點洗不退偶思戴人語曰凡病在上者皆宜吐乃以茶調散湧之一涌赤腫消散君玉嘆曰法之妙其迅如此乃知法不遠人人自遠法也

目翳

清州王之子年十餘歲目赤多淚衆工不效戴人見之曰此兒病目翳當得之母腹中被驚其父曰妊娠時在臨清被圍戴人令服瓜蒂散加鬱金上涌而下泄各去涎沫數升人皆笑之其母亦曰兒腹中無病何吐瀉如此至明日其目耀然爽明李仲安見而驚曰奇哉此法戴人其日又與頭上出血及眉上鼻中皆出血吐時次用通經散二錢舟車丸七十粒自吐

卻少半又以通經散一錢投之明日又以舟車丸三十粒投之下十八行病更不作矣

偶吐愈赤目

一小兒名德孫眼發赤其母買銅緑欲洗兒目煎成家人誤與兒飲之須臾大吐吐訖立開並儒門事親

觀翳色分經治驗

玉峯學士魏邦彦夫人目翳從下而上病自陽明來也緑非五色之正色殆肺腎合而爲病也乃就畫家以墨調膩粉合成色諦視之與翳色同矣是肺腎爲病無疑乃瀉肺腎之邪而以入陽明之藥爲之使旣效而他日復病作者三其所從來之經與翳色各異因詢此必經絡不調目病未已問之果然如所論治

之疾遂不作

劉氏曰若此憑其色究其所兼所本之因處治而不愈者蓋邪蘊日久而實元氣陰氣不足所致也當以王道論治庶可但世俗不能守此理遂致失明者多矣

瞳子散大視物錯亂

戊戌初冬李叔至西京朋友待之猪肉煎餅同蒜醋食之後復飲酒大醉臥於暖炕翌日病眼兩瞳子散大視物無的以小爲大以短爲長卒然見非常之處行步踏空多求醫療而莫之愈至己亥春求治於予予思内經有云五藏六府之精氣皆上注於目而爲之精精之窠爲眼骨之精爲瞳子又云筋骨氣血之

精爲脉并爲系上屬於腦又瞳子黑眼法於陰今瞳子散大者由食辛熱之物太甚故也所謂辛主散熱則助火上乘於腦中其精故散精散則視物亦散大也夫睛明者所以視萬物者也今視物不眞則精衰矣蓋火之與氣勢不兩立故經曰少火食氣壯火散氣手少陰足厥陰所主風熱連目系邪之中人各從其類故循此道而來攻頭目腫悶而瞳子散大皆血虛陰弱故也當除風熱凉血益血以收耗散之氣則愈矣以滋陰地黄丸主之並試效方

目黑白翳

戊申六月徐總管患眼疾於上眼皮下出黑白翳兩箇隱澀難開兩目緊縮而無疼痛兩手寸脉細緊按

之洪大無力知足太陽膀胱爲命門相火煎熬逆行作寒水瞖及寒膜遮睛證呵欠善悲健忘嚔噴眵淚時自下面赤而白大便小便數而欠氣上而喘用撥雲湯黄芪細辛生薑葛根川芎柴胡荆芥穗藁本生甘草升麻當歸身知母羌活防風黄蘗水煎食後熱服良愈秘藏

目忽無光

丹溪曰一男子三十五歲九月間早起目忽無光視物不見急欲視片時卻見人物竟不能辨飲食減平時之半神思極倦已病五日脉之緩大四至之上重則散而無力于作受濕處治詢之果然因卧濕地半月得此證遂以白术爲君黄芪陳皮爲臣附子爲佐

十餘貼而安醫案

眼發春夏

一人病眼至春夏便發當作鬱治用黄芩酒浸南星薑製香附蒼朮俱童便浸連翹各二兩山梔炒一兩川芎童便浸一兩半陳皮酒浸草龍膽酒蒸蘿蔔子青黛已上四味各半兩柴胡三錢爲末神麴糊丸服之旬月愈治法

氣虚目盲

一老人病目無見丹溪診其脉微甚爲製人參膏飲之目明如常時後數日丹溪復至忽見一醫在庭煉礞石問之則已服之矣丹溪愕曰此病得之氣大虚今不救其虚而反用礞石不出此夜必死果至夜半氣奄奄不相屬而死九靈山房集

眼視物皆倒植

臨川蕭雲泉羽客也偶游鄞造滄洲翁呂元膺告曰某病兩目視物皆倒植屢謁名醫弗愈元膺曰視一物爲二物視直爲曲古人嘗言之視物倒植誠所未喻也願聞其因曰某嘗大醉盡吐所飲酒熟睡達曙遂病元膺切其脉左關浮促餘部皆無恙卽告之曰當傷酒大吐時上焦反覆致倒其膽腑故視物皆倒植此不由外因而致內傷者也法當復吐以正其膽腑遂授藜蘆瓜蒂散俾平旦湧之湧畢視物不倒植矣鄞遊集

稻麥芒入眼

治稻麥芒入眼取蠐螬以新布覆目上持蠐螬從布

上摩之其芒出着布上良也千金方

沙塵入眼

治沙塵入眼不得出者取生蟯蝢一枚手持其背遂於眼上影之沙塵自出本草

鍼捲目翳

華川陳明遠患瞽十齡百藥屢嘗而不見效自分爲殘人松陽周漢卿視之曰是翳雖在內尚可治用鍼從眥入睛背捲其翳下之目燉然辨五色陳以爲神續文粹

左目壅痛

趙良仁云丹溪先生嘗用參膏治一老人目暴不明昏暗如夜正乃靈樞謂氣脫者目不明是也余亦曾

治一士人患頭風連左目壅痛從戴人法於百會上星出血皆不效遂在頭偏左之足太陽所過第二行與上星對平按之痛甚處出其血立愈由是而言鍼之與藥必切中病所藥與邪對然後可愈蓋前人之方不過立規矩耳（藥要或問）

醫說續編卷第十二

醫說續編卷第十四

崑山　周恭　輯

口齒門

膽癉𤺋口

焦秀才病口苦羅謙甫製龍膽瀉肝湯治之得效內經云有病口苦名曰膽癉乃肝主謀慮膽主決斷盛汁三合爲清淨之府肝取決於膽膽或不決爲之恚怒怒則氣逆膽汁上溢故口苦或熱盛使然也寶鑑

口臭

遂平尚家一男子年二十餘病口中氣出臭如登廁雖親戚莫肯與對語戴人曰肺系本主腥金爲火所煉火主焦應使如是也久則成腐腐者腎也此熱極

反兼水化也病在上宜涌之先以茶調散湧去其七分夜以舟車丸濬川散下五七分比旦而臭斷嗚呼人有病口臭而終其老者世訛以爲肺系偏之與胃相通故臭妄也

牙疼可下

滑州李繼之忽病牙痛皺眉不語欒景先見之曰何不樂曰牙痛欒曰曾記張戴人云陽明經熱有餘也宜大下之乃付舟車丸七十粒服畢遇數知巳留飲强飲熱酒數盃藥爲熱酒所發盡吐之吐畢而痛止李大服曰戴人神仙也不三五日又痛再服前藥百餘粒大下數行乃愈並儒門事親

風腫牙疼

文路公方治牙齒風熱上攻腫痛獨活地黄各三兩爲末毎服三錢水一盞煎和滓温服臥時再用本草

牙痛宜灸

王教授云有老婦人舊患牙疼人教將兩手掌交叉以中指頭盡處爲穴灸七壯永不疼恐是外關穴也穴本手少陽去腕後二寸陷中泉州一稍子妻舊亦苦牙疼人爲灸手外踝穴近前些子遂永不疼但不知千金所謂足外踝耶手外踝耶識者當辨之

辛帥舊患傷寒方愈食青梅既而牙疼甚有道人爲之灸屈手大指本節後陷中灸三壯初灸覺病牙痒再灸覺牙有聲三壯疼止今二十年矣恐陽谿穴也銅人云此穴治齒痛手陽明脉入齒縫中左疼灸右

右疼灸左效

蛀牙疼

昔有爲樂清主簿者蛀牙疼不可忍號呼之聲徹于四鄰用藥不效有丐者獻一方用之卽安以漢椒爲末及巴荳一粒同研成膏飯爲丸如菉荳大以綿裹安在蛀牙孔處立效

風熱攻齒

王是齋云予頃任淮西幕府已酉冬被檄來和州至含山縣齒痛大作忽於一刀鑷人處得草藥一捻許以湯泡少時冷煖隨意以手指蘸水搵痛處卽定明日若失去予歸因傳得其方後以治人多效用皺面地葱子卽本草豨薟又名地菘者霜後收之每用少

許湯泡或云即是鶴虱但本草別有鶴虱差爲不同沈存中筆談専辨地菘云其子名鶴虱予之所用正是此物也錢季誠方用鶴虱一枚搯置牙中高監云以米醋煑鶴虱漱口其痛立定尤妙

風蚛牙疼

馬敏叔説一村媼苦牙痛百藥不效用絲瓜兒俗呼爲磨蘿燒灰存性爲細末擦痛處立止

牙疼方

香白芷太平州道地者不以多少　硃砂十分白芷並另研　右爲細末入硃砂拌匀煉蜜如櫻桃大每用一丸擦痛立止廬州郭醫傳云渠親曾累取效盡勝他藥此藥乃濠梁一村婦人以醫治帥母夫人者倉卒不用硃砂及蜜亦可

其功只在香白芷耳趙從簡府判所用只白芷細辛二味等分亦每作效

齒不出

李莫安撫女子退齒踰年不生甚以爲撓因過平江會李亮卿語之李云予有一方巳經試驗用之一月齒遂生用雌烏雞雄烏雞糞以二雞各畜之收養舊鞋底麻底尤佳右三物等分燒灰存性研細入麝香少許同研傅於齒齦並百乙方

論齒痛爲風熱所致

東垣曰劉經歷之內年三十餘病齒痛不可忍須騎馬外行口吸凉風則痛止至家則其痛復作家人以爲祟神禱於巫師而不能愈病乃濕熱爲邪也足陽

明多血多氣加以膏粱之味助其濕熱故爲此痛因
立一方不須騎馬常令風寒之氣在齒治其温熱爲
主以新升麻之苦平行陽明經爲使牙齒骨之餘以
羊胻骨灰補之爲佐麝香少許入肉爲引用爲細末
擦之痛乃減半又以調胃承氣湯去硝加黄連以治
其本服之下三兩行其痛良愈遂不復作試效方

打動牙齒

治打動牙齒用蒺藜根一味燒灰貼動處瑞竹堂方

手足門

伐指痛

戴人曰麻先生妻病伐指痛不可忍酒調通經散一
錢半夜大吐吐畢而痛減予因嘆曰向見陳五曾病

此醫以爲小蟲傷或以草上有毒物手因觸之遷延數月膿盡方已今日觀之可以大笑儒門事親

手指麻木

東垣曰商人杜彥達五月間兩手指麻木四肢困倦怠惰嗜臥乃熱傷元氣也以人參益氣湯主之用黃芪八錢生甘草半兩炙甘草二錢人參半兩升麻二錢白芍三錢五味子十四粒柴胡二錢半右㕮咀分作四服每服水二鍾煎至一鍾去柤食遠稍熱服神效試效方

手指攣

有貴人手中指攣巳而無名指亦攣醫爲灸肩髃曲池支溝而愈支溝在腕後三寸或灸風痎多有不灸支溝只灸合谷云資生經

十指拳屬內因

盧砥鏡曰何侍郎有女適夫早世女患十指拳攣掌垂莫舉膚體瘡瘍粟粟然湯劑雜進飲食頓減幾於半載適與診則非風也乃憂愁悲哀所致耳病屬內因於是料內因藥乃以鹿角膠輩多用麝香熬膏貼痿垂處漸得掌能舉指能伸病漸近安本草

蒲公草治指痛

孫眞人云予以貞觀五年七月十五日夜以左手中指背解着庭木至曉痛不可忍經十日痛日深瘡日高大色如熟小荳色常聞長者之論有此方遂依治之手下即愈痛亦除瘡亦即差未十日而平復楊炎南行方著其效云其方取蒲公草擣傅腫上千金方序

臂腕胯足疼痛

丹溪曰一男子年三十六歲家農業而貧秋深忽渾身發熱兩臂膊及腕兩足及胯皆痛如鍛日輕夜重人與風藥則愈痛血藥則不效惟待死而已予脉之兩手皆濇而數右甚於左問其飲食則如平日形瘦如削蓋大痛而瘦非病也蒼术一錢甘草三分附子炮一片麻黄半分桃仁九箇黄栢一錢煎熟入薑汁些少令熱服至四貼後去附子加牛膝一錢八貼後來告急云氣上喘急不睡痛御減此時昏黑不得行意其血虛必服麻黄過劑陽虛被發動而上奔當與補血而鎮心遂以四物湯減川芎加人參五錢五味子十二粒以其味酸收歛逆上之氣作一貼服至二貼喘促隨定是夜遂

後三日脉之數減太半濇脉如舊問其痛則曰不減然呻吟之聲卻無察其起居無力自謂不弱遂以四物湯加牛膝白术人參桃仁陳皮甘草檳榔生薑三片煎服如此五十貼而安後因身痛復作飲食亦多又與此藥加黄芪三錢又十貼方全可醫案

手指麻疼

治手足十指疼痛麻木孫盈仲嘗患此其祖善醫云有風而非虚以此藥治之而愈用附子木香右二味等分剉爲麄末用薑如常法煎木香隨風氣虚實加減如治足弱去附子用烏頭甚效

臂腿痛

治臂腿之間忽一兩點痛着骨不可忍芫花根研爲

細末米醋調隨大小傅之立效醫云此陶成一醫者方會以治一婦人產後得此疾者良驗但敷貼不住須以紙花覆其上用絹帛扎定也並百乙方

足指偏枯

陜帥郭巨濟病偏枯二指着足底不能伸迎東垣治之至則以長鍼刺委中深至骨而不知痛出血一二升其色如墨又且繆刺之如是者六七次服藥三月病良愈試效方

足不能行

列子載偃師造倡云廢其腎則足不能行蓋腎有病也當灸腎俞或一再灸而不效宜灸環跳風市犢鼻膝關陽陵泉陰陵泉三里絕骨等穴但按略痠疼處

卽是受病處灸之無不效也資生經

作勞脚痛

丹溪曰東陽傳丈年踰六十性急作勞患腿痛動則甚予視之曰此兼虛證當補血溫血病當自安遂與四物湯加桃仁陳皮生甘草牛膝入生薑汁研潛行散熱飲三十貼而安

足跟痛

一人足跟痛疾有血熱丹溪以血熱用四物湯加黃栢知毋牛膝之類並治法

葳蕤仙治足疾

唐貞元中嵩陽子周君巢作葳蕤仙傳云先時商州有人重病足不履地者數十年良醫殫技莫能療所

親置之道傍以求救者遇一新羅僧見之告曰此疾得一藥可活但不知此土有否因爲之入山求索果得葳靈仙也使服之數日能步履其後山人鄧思濟知之遂傳其方本草

遠行脚痛

治遠行脚腫痛方用之可行千里輕便甚妙防風細辛草烏等各爲細末摻在鞋底内如着草鞋即以水微濕過然後摻藥一法以蚯蚓塗腫處高閣起脚一夕即愈

治脚汗

治脚汗用楊花着鞋中或如綿絮入在襪内尤佳並百

手足皺裂疼痛

東垣老人路次方城獨樹店客舍有推江軸者皮膚皺裂不任其痛兩手不能執轅足不能履地停轍止宿因制潤肌膏與之卽效明日遂行用珠子瀝青四兩白黃蠟八錢乳香二錢麻油二匙如煎膏藥法得所爲妙寶鑑

足心迭出

兩足心迭如腫上面生黑色頭瘡硬如釘子釘了履地不得脛骨生碎眼髓流出身發寒顫惟思飲酒此是肝腎氣冷熱相吞用炮川烏頭末傅之煎韮子湯服效得效方

鬼邪門

論夢與鬼交

大全良方論婦人與鬼交通者由藏府虚神不守故鬼氣得爲病也其狀不欲見人如有對語時獨言笑或悲泣是也脉息遲伏或爲鳥喙皆鬼邪之脉又脉來綿綿不知度數而顏色不變此亦是其候也夫鬼無形感而遂通蓋因心念不正感召其鬼附邪氣而入體與神相接所以時見於夢故治之之法大抵用硃砂麝香雄黄鬼箭虎頭骨辟邪之屬可愈也

著邪精泄

趙以德曰蔣右丞子每夜有夢精泄招予視之連日診脉觀其動止終不舉頭但俯視不正予以爲陰邪相着扣之不肯言其所交之鬼狀其父因問隨出入之童僕乃言一日至城隍廟見一泥塑侍女以手於

其身摩之三五日遂聞病此於是即令法師入廟毀其像小腹中泥土皆濕其病即安藥要或問

鹿角治鬼交

唐同州刺史孟詵云婦人夢與鬼交者鹿角末三指一撮和清酒服即出鬼精又古今錄驗療妖魅猫鬼病人不肯言鬼方鹿角屑擣散以水服方寸匕即言實也本草

灸帶脉卻鬼

王教授云有婦人患赤白帶淋得予鍼灸經初爲灸氣海穴未效次日爲灸帶脉穴有鬼附患身云昨日灸亦好只灸我未著今灸著我我今去矣可爲酒食祭我其家如其言祭之其病如失此實事也予初怪

其事因思晉景公膏肓之病蓋有二鬼焉以其虛勞甚矣鬼得乘虛而居之今此婦人之疾亦有鬼者豈其用心而虛損故有此疾鬼亦乘虛而居之歟灸既着穴其鬼不得不去雖不祭之可也自此有來覓灸者必爲按此穴莫不應手瘥疼予知是正穴也令歸灸之無有不愈其穴在兩脇季肋之下一寸八分有此疾者速宜灸之婦人患此疾而喪生者甚多切不可忽若更灸百會尤佳此疾多因用心使然故也資生經

夢鬼

一婦人年三十四歲夜夢與鬼神交驚怪異常及見神堂陰府舟楫橋梁如此一十五年竟無娠孕巫祈

覡禱無所不至鑽肌灸肉孔穴萬千黃瘦發熱引飲中滿足腫委命于天一日苦請戴人戴人曰陽火盛于上陰水盛于下鬼神者陰之靈神堂者陰之所舟楫橋梁水之用兩手寸脉皆沉而伏知胃中有痰實也凡三涌三泄三汗不旬日而無夢一月而有娠戴人曰予治婦人使有娠此法不誣儒門事親

夢中鬼擊

羅謙甫云國信副使許可道到雄州請予看脉予診之乍大乍小乍短乍長此乃氣血不勻邪氣傷正本官說在路到邯鄲驛中夜夢一婦人着青衣不見面目用手去脇下打了一拳遂一點痛徃來不止兼之寒熱而不能食乃鬼擊也予曰可服八毒赤丸本官

言嘗讀名醫録中見李子豫八毒赤丸爲殺鬼杖子遂與藥三丸臨卧服明旦下清水貳斗立效

夜夢食餅

進白海青陳慶玉第三子因晝卧水仙廟中夢得一餅食之心懷憂思心腹痞滿飯食減少約一載餘漸漸瘦弱腹脹如蠱屢食醫藥及師巫禱之皆不效又不得安卧乃召羅謙甫治之謙甫診之問其病始末因思之此疾既非外感風寒又非内傷生冷將何據而醫因思李子豫八毒赤丸頗有相當遂合與五十丸服之下青黄涎斗餘漸漸氣調而以別藥理之數月良愈不二年身體壯實如故故因録之此藥可謂如神並寶鑑

女夢神交腹病如娠

純孝廟祝楊天成女壽在室病不月迎醫療之不得其名狀及五閱月其腹如有妊求其脉色卽怪呂元膺因語之曰汝病非有異夢則鬼靈所憑耳女不荅趨入卧内密語其侍姬曰我去夏乘凉廟廡下薄暮遇黄衣神心動是夕夢一男子如暮間所見者卽我寢親狎由是感疾我慚赧不敢以告人醫言誠是也姬以告元膺膺曰如面色乍白乍赤者鬼也脉乍大乍小者祟也病因與脉色符雖劇無苦乃以桃仁煎下血類豚肝者六七枚俱有竅如魚目病已九靈山房集

禮云女及日乎闔門之内又曰晝不游庭夜行以燭所以正婦德也謂其深居宮闈以防其微以正

其德豈有他哉彼楊氏固不知此而女以廟廡郎
凉感於陰邪向非吕君之醫能無幃箔之議幾於
殞身噫聖人垂戒可謂深且遠矣

妖氣入腹

東白馬氏婦有妊歷十四月不產形瘠尪且黑松陽
周漢卿脉之曰非孕也乃爲妖之所乘耳以藥下一
物如金魚疾旋巳

葛大哥

臨海章安鎮有蔡木匠者一夕手持斧斤自外道遊
東山東山衆所殯葬之處蔡沉醉中將謂抵家捫其
棺曰是我榻也寢其上夜半酒醒天且昏黑不可前
未免坐以待旦忽聞一人高叫棺中應云唤我何事

彼云某家女病損症蓋其後園葛大哥滛之耳郤請
法師捉鬼我與你同行一看如何棺中云我有客至
不可去蔡明日詣主人曰娘子之疾我能愈之主人
驚喜許以厚謝因問屋後曾種葛否曰然蔡遍地翻
掘內一根甚巨斫之且有血焉咲女子病即痊輟耕録

瘡瘍門

癰疽當分經絡

丹溪云治癰疽當分經絡六陽經六陰經有多氣少
血有多血少氣有多血多氣不可一槩論也少陽多
氣少血肌肉難長理宜豫防驅毒利藥亦難輕用請
陳一二成敗之迹以告來者予從叔平生多慮質弱
神勞年近五十忽左膊外側廉上起一小紅腫大約

如栗予視之曰愼勿輕視且先與人參大料作湯二三斤爲好叔未之信謾進小貼數服未解而止旬餘值大風拔木瘡上起一道紅線繞至背胛直抵右胛肋予曰必大料人參少加川芎陳皮白朮等補劑與之後與此方兩閱月而安又東陽李兄子年踰三十形瘦膚厚連得憂患又因作勞且過於色忽足腿外側廉上紅腫其大如栗一醫問其大府堅實與承氣湯兩貼下之不效又一醫教以大黃硃砂生粉草麒麟竭又二三貼半月後召予視之曰脉大實事去矣後果死又李兄年四十餘而面稍白神甚勞忽脇下生一細腫如桃一人教用補劑衆笑且排於是流氣飲十宣散雜而進之旬餘召予視之予曰非惟不與

補藥抑且多得解利血氣俱憊不可爲矣巳而果然臀居小腹之後而又在其下此陰中之至陰也其道遠其位僻雖太陽多血氣達不到氣既不到血亦罕至未中年後須預補之若無積補之功其禍多在結痂之後或半年間乃病麄工不察用尋常驅熱拔毒行氣之藥虛虛之禍如指諸掌發揮并治法

發背愈後而死

無錫華氏年六十患背瘡潰發大如旋盤而色赤想是平日多服金石藥毒發所致問之果然因令侵晨飲羊血三五升始用退熱解毒生氣血之劑熁以生肌膏半月後肌生膿少予因歸令服此藥百餘貼方可安全一月後復來招往視其瘡皮肉巳堅厚如常

但食少無力因問前日之藥服幾何曰瘡將平遂止不服脉之沉微甚因知其氣血止可供給瘡平而已於眞氣則已竭不可治即古人所謂死於瘡結痂之後果不出半月而死不獨此膿出後之虛若因虛而發癰疽者亦然藥要或問

背生紅腫連脚

一男子年五十餘形實色黑背生紅腫及脚骨下痛其脉浮數而洪緊食亦嘔正冬月與麻黃桂枝湯加酒黄栢生附瓜蔞子甘草節羌活青皮人參黄芩半夏生薑六貼而消此非内托之意歟

定癰疽死分

一伏兎二腓腨三背四五藏俞五項上六腦七髭八

髯九順 此事難知

薛茘治發背癰

圖經云薛茘治背癰頃年寓宜興縣張鎮有一老舉人教村學年七十餘忽一日患發背村中無醫藥急取薛茘研爛絞汁和蜜飲數升以其滓傅瘡上後以他藥傅貼遂愈醫者云其本蓋得薛茘之力乃知圖經所載不妄 本草

食櫻患背疽

一富家女子十餘歲好食紫櫻每食卽二三斤歲歲如此至十餘年一日潮熱如勞戴人診其兩尺脉皆洪大而有力謂之曰他日必作惡瘡腫毒熱上攻因陽盛陰脫之症其家大怒不肯服解毒之藥不二三

年患一背疽如盤痛不可忍其女忽思戴人曾有是言再三悔過請戴人戴人以鈹鍼繞疽暈刺數百鍼去血一斗如此三次漸漸痛減腫消微出膿而歛將作痂時使服十補內托散乃痊痊後終身忌口然目亦昏終身無子儒門事親

灸疽疽

郭户爲予言鄉里有善治發背癰疽者於瘡上灸之多至二三百壯無有不愈但作艾炷小則人人不畏灸灸多則作效矣蓋得此法也然亦不必泥此近有一醫以治外科得名有人發背瘡大如梳有數孔醫亦無藥可治只以艾遍敷在瘡上灸之久而方疼以瘡上皆死肉故初不覺疼也旋以藥調治之愈蓋出

於意表也　王蘧疽發於背張生以艾火加瘡上自旦及暮凡灸一百五十壯知痛乃已明日鑷去黑痂膿血盡潰膚理皆紅亦不復痛始别傳之以藥日一易焉易時旋剪去黑爛惡肉月許瘡乃平是歲秋夏間京師士大夫病疽者七人予獨生此雖司命在然固有料理不知其方遂至不幸者多矣　予嘗爲劉和叔序灸癰疽方云必以毒藥攻其内伐其根也又以火艾灼其外宣其毒也法盡於此矣癰疽始作灼艾服大黄等藥無不愈者（大黄隨人虚實服）

水蛭治發背

治發背初作取水蛭置腫上飲血腹脹自落别換新者脹蛭以新水養之卽活矣吳内翰備急方云其蛭

祖仁一日忽覺背瘡赤腫如盆大急用此治之至晚遂安

夢呂真人神膏治發背

昔嚴州一通判忘其名母病發背祈禱備至夜夢呂真人服青衣告之曰公極孝故來相告以方更遲一日不可療矣通判公急市藥治之即愈用瓜蔞五箇取子細研乳香五塊如棗子大亦細研以白沙蜜一斤同煎成膏每服三二錢温酒化下大治發背諸惡瘡日進二服無不立效楊王得此方家人凡百瘡毒依此治之皆效遂合以施人無不驗者漏瘡惡核並皆治之此即鄭府朱保義所説神妙方是也

吃蘿蔔治癰疽

宋留丞相云癰疽只吃白煮蘿蔔不拘多少以腫毒散爲度屢以治人極有神效並百乙方

臂癰

東垣曰尹老家素貧己酉歲十月初寒形志皆苦於手陽明大腸經分出癰初有癩疝其臂外皆腫痛先腫在陽明左右寸脉皆短中得之俱弦按之洪緩有力此癰得自八風之變以脉斷之邪氣在表其症大小便如故飲食如常腹中和口知味知不在裏也不惡風寒止熱躁脉不浮知不在表也表裏既和邪氣止在經脉之中内經曰凝於經絡爲瘡癰其癰出身半已上風從上受之故知是八風之變爲瘡者也宜治其寒邪調其經脉中血氣使無凝而已以白芷升

麻湯療之一服而愈炙甘草升麻桔梗白芷當歸稍生地黄生黄芩酒黄芩連翹黄芪中桂紅花右㕮咀水酒各大盞半同煎服愈

附骨癰

賈德茂小男於左大腿近膝股内出附骨癰不辨肉色漫腫皮澤木硬瘡勢甚大其左脚乃脛之髀上也更在足厥陰肝經之分少侵足太陰脾經之分其脉左三部細而弦按之洪緩微有力以内托黄芪湯主之生地黄栢肉桂羌活當歸稍土瓜根柴胡梢連翹黄芪右㕮咀水酒煎空心服蘭室秘藏　丁未季春二十二日蒲津王老年七十因寒濕地氣得附骨癰於左腿外側足少陽膽經之分微侵足陽明分濶六七寸

長一小尺堅硬漫腫不變肉色皮澤深但行步作痛以指按至骨大痛以內托黄芪酒煎湯治之一服立止再日彔軟腫消

腦項發疽記

元好問記曰予素飲酒於九月中患腦之下項之上出小瘡後數日腦項麻木腫勢外焮瘍醫遂處五香連翹湯至八日不下而云不可速療十八日得膿出用藥或砭刺三月乃可平四月如故予記醫經云凡瘡見膿九死一生果如醫言則當有束手待斃之悔矣乃請李明之診且謂膏粱之變不當投五香事已無及當先用火攻之策然後用藥以大艾炷如桃核許者攻之至百壯乃痛覺次為處方云是足太陽膀

胱之經其病逆當反治脉中得弦緊按之洪大而數又且有力必當伏其所主而先其所因其始則同其終則異可使破積可使潰堅可使氣和可使必巳必先歲氣無伐天和以時言之可收不可汗經與病俱禁下法當結者散之鹹以耎之然受寒邪而禁鹹諸苦寒爲君爲用甘寒爲佐酒熱爲因用爲使以辛溫和氣血大辛以解結爲臣三辛三甘益元氣而和血脉滲淡以導酒濕扶持秋令以益氣瀉火以入本經之藥和血且爲引用既以通經爲主用君以黄芩黄連黄柏生地黄知母酒製之本經羌活獨活藁本防風防巳當歸連翹以解結黄芪人參甘草配諸苦寒者三之一多則滋營氣補土也生甘草瀉腎火補下

焦元氣人參橘皮以補胃蘇木當歸尾去惡血生地黄補血酒製防已除膀胱留熱澤瀉助秋令去酒之濕熱凡此諸藥必得桔梗爲舟楫乃不下沉投劑之後疽當不痛不拆食進體健予如言服之投牀大鼾日出乃寤以手捫瘡腫減七八至瘡痂都歛十四日而已世醫用技豈無取效者至於治效之外乃能歷數體中不言之秘平生所見惟明之一人而已並試效方

凡治病必察其下一治背疽　一治腦疽

戊午冬予從軍住冬於城武縣有賈倉使父年踰六旬冬至後數日疽發於背五七日腫勢約七寸許不任其痛瘍醫曰視之膿已成可開發矣公懼不從越三日醫曰不開恐變症生矣遂以燔鍼開之膿泄痛

減以開遲之故迨二日變症果生覺重如負石熱如焫火痛楚倍常六脉沉數按之有力此膏粱積熱之變也邪氣酷熱固宜以寒藥治之時月嚴凝復有用寒遠寒之戒乃思内經云有假者反之雖違其時以從其症可也與瘍醫議急作清凉飲子加黄連一兩五錢作一服服之利下兩行痛減七分翌日復進前藥其症悉除後月餘平復　陳録判母年七十有餘亦冬至後腦出疽形可甌面大衆瘍醫診視俟瘡熟以鍼出膿因咎侍妾瘡輒内陷凹一韮葉許面色青黄不澤四肢逆冷汗出身清時復嘔吐脉極沉細而遲蓋縁衰老之年嚴寒之時病中苦楚飲食淡薄已滌肥膿之氣獨存瘦悴之形加之暴怒精神愈損故

有此寒變也病與時同與瘍醫議速製五香湯一劑加丁香附子各五錢劑盡瘍復大發隨症調治而愈内經曰凡治病必察其下謂察時下之宜也諸痛痒瘡瘍皆屬心火言其常也如瘡盛形羸邪高痛下始熱終寒此反常也固當察時下之宜而權治故曰經者常也法者用也醫者意也隨所宜而治之可收十全之功矣

捨時從症 附骨疽

至元壬午五月王伯禄年踰五旬有七右臂膊腫盛上至肩下至手指色變皮膚涼六脉沉細而微此乃脉症俱寒予舉瘍醫孫彦和視之曰此乃附骨癰開發已遲以燔鍼啓之膿清稀解次日肘下再開之加

吃逆彥和與丁香柿蒂散兩服稍緩次日吃逆尤甚自利臍腹冷痛腹滿飲食減少時發昏憒於左乳下黑盡處灸二七壯又處托裏溫中湯用乾薑附子木香沉香茴香羌活等㕮咀一兩半欲與服或者曰諸痛痒瘡瘍皆屬心火又當盛暑之時用乾薑附子可乎予應之曰理所當然不得不然內經曰脉細皮寒瀉利前後飲食不入此謂五虛吃逆者胃中虛寒故也諸痛痒瘡瘍皆屬心火是言其定理也此症內外相反須當捨時從症也非大方辛熱之劑急治之則不能愈也遂授之諸症悉去飲食倍進瘡勢溫濃色正彥和復用五香湯數服後月餘平復噫守常者衆人之見知變者智者之事知常而不知變雖細事因

而取敗者亦多矣况醫乎哉守常之變豈可同日而語哉

汗之則瘡已

丁巳委予從軍迴住冬於曹州界以事至州有趙同知謂予曰家舅牛經歷頭痛面赤腫耳前後尤甚疼痛不可忍發熱惡寒牙關緊急涕唾稠粘飲食難下不得安臥一瘍醫於腫上砭刺四五百餘鍼腫赤不減其痛益甚不知所由然願請君一見予遂往診視其脉浮緊按之洪緩此症乃寒覆皮毛鬱遏經絡熱不得升聚而赤腫經云天寒則地凍水冰人氣在身中皮膚緻密腠理閉汗不出血氣强肉堅濇當是之時善行水者不能往冰善穿地者不能鑿凍善用鍼

者亦不得取四厥必待天溫水行凍解而後水可行地可穿人脉亦猶是也又云冬月閉藏用藥多而少鍼石也宜以苦溫之劑溫經散寒則已所謂寒綴腠理以苦發之以辛散之宜以托裏溫經湯麻黃苦溫發之者也故以爲君防風辛溫散之者也升麻苦平葛根甘平解肌出汗專治陽明經中之邪故以爲臣血留而不行者則痛以香白芷辛溫當歸身辛溫以和血散滯濕熱則腫蒼朮苦甘溫體輕浮力雄壯能泄膚腠間濕熱人參甘草甘溫白芍藥酸微寒調中益氣使托其裏故以爲佐依方餌之以薄衣覆其首以厚被覆其身臥於煖處使經血溫腠理開寒乃散陽氣復大汗出後腫減八九分再服去麻黃防風加

連翹鼠粘子腫已悉去經言汗之則瘡已信哉斯言或以仲景言瘡家雖身疼痛不可發汗其理何也予曰此説乃營氣不從逆於肉理而成瘡腫作身疼痛非外感寒邪而作疼痛故戒之以不可發汗若汗之則成痓矣又問仲景言衄者不可發汗復言脉浮緊者當以麻黄湯發之衄血自止所説不同其故何也願聞其説予曰此議論血正與瘡家槩同且夫人身血之與汗異名而同類奪汗者無血奪血者無汗今衄血妄行爲熱所逼更發其汗反助邪熱重竭津液必變凶症故不可汗若脉浮則爲在表脉緊則爲寒寒邪鬱遏陽不得伸熱伏榮中迫血妄行上出於鼻則當麻黄湯散其表邪使陽氣得舒其衄自止又

何疑焉或者嘆曰知其要者一言而終不知其要流散無窮潔古之學可謂知其要者矣並寶鑑

腦疽

一婦人年將七十形實性急而好酒腦生疽纔五日脉緊急且濇急用大黃酒煨細切酒拌炒為末又酒拌人參炒入薑汁調一錢重又兩時再與睡覺而上半身汗睡覺病已失此亦內托之意王機微義

項瘡

戴人在西華寄食於夏官人宅忽項上病一瘡狀如白頭瘡腫根紅硬以其微小不慮也忽遇一故人見邀以羊羔酒飲雞魚醢蒜皆在焉戴人以其故舊不能辭又忘其禁忌是夜瘡大痛不可忍項腫及頭口

開發狂言目見鬼神夏君甚懼欲報其家戴人笑曰請無慮來日當平乃以酒調通經散六七錢下舟車丸百餘粒次以熱麵羮投之上涌下泄一時齊作各去半盞明日日中瘡腫已平一二日膿出而愈夏君見大奇之儒門事親

乳癰治法

丹溪曰乳房乃陽明所經乳頭厥陰所屬乳子之母不知調養怒忿所逆鬱悶所遇厚味所釀以致厥陰之氣不行故竅不得出陽明之血沸騰故熱甚而化膿亦有所乳之子膈有滯痰口氣焮熱含乳而睡熱氣所吹遂生結核於初起時便須忍痛揉令稍軟吮令汁透自可消散先此不治必成癰癤治法疎厥陰

之滯以青皮清陽明之熱細研石膏行汚濁之血以生甘草之節消腫導毒以瓜蔞子或加沒藥青橘葉皂角刺金銀花當歸或湯或散加減隨意消息然須以少酒佐之若加以艾火兩三壯於腫處其效尤捷彼村工喜於自衒便用鍼刀引惹拙病良可哀憫若夫不得於夫不得於舅姑憂怒鬱悶昕積夕累脾氣消沮肝氣橫逆遂成核如大梅子不痛不痒數十年後方爲瘡陷名爲妳岩以其瘡形嵌凹似岩穴也不可治矣若於始生之際便能消散病根使心清神安然後施以治法亦有可安之理予族姪婦年十八時曾得此病察其形脉稍實但性急躁伉儷自諧所難者後姑耳遂以本草單方青皮湯間以加減四物湯

以行經絡之劑兩月而安餘論

產後乳癰

一婦人產後患乳癰用香白芷連翹甘草節當歸鬚赤芍藥青皮荆芥穗已上各半兩貝母天花粉桔梗已上各一錢瓜蔞半枚作一貼水煎半饑半飽服細細呷之有熱加柴胡黃芩忌酒肉椒料敷藥用南星寒水石皂角貝母白芷草烏大黃七味爲膏醋調鵝翎掃敷腫處效治法

五十以上患乳癰

開慶間淦川嘉林曾都運恭人年已五十而病妳癰後果不起以此知聖賢不妄說也　癸亥年僕處五羊捎經界夫人年七十一歲隔一二年前左乳房上

有一塊如鷄卵大今忽然作楚召予議藥僕云據孫眞人云婦人年五十歲以上乳房不宜見癰見則不可治矣幸而未破恐是氣瘤漫以五香連翹湯去大黄煎服服後稍減則已過六七年後每遇再腫脹時再合服必消減矣方並良

肺癰

武陽仇天祥之子發病寒熱諸醫作骨蒸勞治之半年病愈甚以禮來聘戴人戴人往視之診其兩手脉尺寸皆朝于關關脉獨大戴人曰癰象也問其乳媪曾有痛處否乳媪曰無戴人令兒去衣舉其兩手觀其兩脇下右脇稍高戴人以手側按之兒移身乃避之按其左脇則不避戴人曰此肺部有癰也非肺癰

也若肺癰已吐膿矣此不可動止可以藥托其裏以待自破家人皆疑之不以爲然服藥三日右脇有三點赤色戴人連辭云若早治談笑可已今已失之遲然破後方可驗其死生若膿黄赤白者生也膿青黑者死也遂辭而去私告天祥之友李簡之曰十月後即此兒必有一證其證乃死矣肺死於已至期必頭低不舉不數日果死其父以羣醫斷爲骨蒸證戴人獨言其肺有癰終心疑之及其死家人輩以火焚其棺及燃天祥以杖破其脇下果出青黑膿一碗天祥仰天哭曰諸醫誤殺吾兒矣儒門事親

肺癰咳膿血

予嘗治一婦人年二十餘患肺癰胷膺間患一竅於

口中所咳膿血與瘡相應而出必人參黃芪當歸補氣血劑加退熱排膿等藥服之不一月而愈

鍼決腸癰

趙以德云予嘗治上海一婦人因用毒藥去胎後當腹右結塊診其脉洪加塊痛甚有寒熱因疑之使露腹視其塊皆齊高寸許獨此之色光澤痛不可按謂之曰此非塊是瘀血滛溢於腸外膜原之間聚結爲癰者也遂與補氣血行結滯排膿之劑三日後以鋒鍼決之大出膿血內有如糞狀者臭甚病婦驚曰吾腸穿破必死予慰之曰無憂也氣血生肌則內外之瘡自愈不旬日而瘳 並藥要或問

脉察腸癰

問曰官羽林婦病醫脉之何以知婦人腸中有癰膿爲下之卽愈師曰寸口脉滑而數滑則爲實數則爲熱滑則爲榮數則爲衛衛數下降榮滑上升榮衛相干血爲濁敗小腹痞堅小便或濇或復汗出或復惡寒膿爲已成設脉遲緊卽爲瘀血血下則愈千金方

內癰臍凸

童良輔子年十二患內癰腹脹臍凸而頰皴醫欲刺臍出膿其母靳不許抱子獨泣童馳告呂元膺邀與俱及造臥內見一野僧擁爐熾炭燃銅筯二枚烈火中瞪目視元膺曰此兒病癰發小腸苟舍刺臍無他法元膺諭之曰臍神闕也鍼刺所當禁矧癰舍於內惟當以湯丸攻之苟如若言必殺是子矣僧怒趨出

元膺投透膿散一七明日膿自氣舍潰下繼以十奇湯下善應膏丸浹旬而瘥

小腸生癰連陰切痛

郡守李孝文妻毋麗病小腹痛衆醫皆以爲瘕聚藥之浹月不愈繼命呂元膺診元膺循其少陰脉如刀刃之切手胞門芤而數知其陰中痛癰結小腸也卽告之曰太夫人病幽隱不敢叩聞幸出侍人密語之乃出老嫗元膺曰患者苦小腸癰也以故臍下如瘕聚今膿已成矗迫於玉泉當不得前後溲則痛嫗拜曰公神人也所苦一如公言遂用國老將軍爲向導挾麒麟竭琥珀之藥以攻之膿自小便潰應手愈並九靈山房集

燔鍼治腸癰

烏鎮陳氏子腹有幽隱起捫之如壘或以爲奔豚或以爲癥瘕松陽周漢卿曰脉洪且芤癰發於腸也卽用燔鍼如筴者刺入三寸餘膿隨鍼射出其流有聲愈　續文粹

脇内生癰

副樞張息軒病傷寒踰月既下而内熱不巳脇及小腹偏左滿肌肉色不變裏醫以爲風毒所中膏其手以摩之浹四旬餘其毒循宗筋流入于睾丸赤腫𤻲醫刺潰之而左脇腫痛如故既選醫之尤良者在門更召吕元膺診元膺以關及尺中皆數滑而且芤因告之曰脉數不時則生惡瘡關内逢芤則内癰作季

脇之腫癰作膿也經曰癰疽不得頃時回下之順匆晚乃用保生膏作丸衣以乳香而用硝黄作湯下膿如糜五升許明日再下餘膿差九靈山房集

肛門生癖

一人肛門生癖後不收口有鍼竅三孔穴邊有膿用黄芪條芩連翹秦艽右末之神麯丸服治法

灸便毒法

張德俊灸便毒親曾取効云屢以灸他人皆驗以細草或軟篾一莖隨所患左右手量中指自手掌盡處横紋量起通三節至指盡處爲則不量指甲截斷卻將此草於手腕横紋量起引草向臂當中草盡處即是穴麥粒大灸三壯腫散痛止即時安百乙方

蟯蜋治疔瘡

劉禹錫纂柳州救三死方云元和十一年得疔瘡凡十四日日益篤善藥傅之皆莫能知長樂賈方伯教用蟯蜋肉一夕而百苦皆已明年正月食羊肉又大作再用亦如神效其法一味貼瘡半日許可再易血盡根出遂愈蟯蜋心腹下度取之其肉稍白是也所以云食羊肉又大作者蓋蟯蜋食羊肉故耳用時便禁食羊肉其法蓋出葛洪肘後方也本草

汗下法治疔瘡

東原郭文才治一婦人五十九歲右耳下天客穴間患一疔瘡其頭黑靨起黄水時流渾身麻木發熱譫語時時昏沉六脉浮洪用烏金散汗之就以鈹鍼先

刺瘡心不痛周遭再刺十餘下紫黑血出方知疼痛就將寸金錠子紝入瘡内外用提鍼錠子放於瘡上膏藥貼護次日汗後精神微爽卻用破棺丹下之病卽定其疔潰動後用守效散貼塗紅玉錠子紝之八日其疔自出矣瘡科心要

刺疔腫

凡療疔腫皆刺中心至痛又刺四邊千餘下令血出去血傅藥藥氣得入鍼孔中佳若不達瘡内療無效

玉山韓光疔腫方

韓光治疔腫人也正觀初衛州徐使君訪得此方用艾蒿一擔燒作灰於竹筒中淋取汁一二合和石灰如麵漿以鍼刺瘡中至痛卽點之點三遍其根自拔

亦大神驗正觀中用治三十餘人得差故録之並千金方

馬刀

襄陵馬國卿病左乳下二肋間期門穴中發瘡硬而不潰痛不可忍醫瘍皆曰乳癰或曰紅絲漏或曰覷心瘡使服內托散百日又服五香連翹湯數月皆無驗國卿傴僂而來求治于戴人遇諸市戴人見之曰此馬刀也足少陽膽經之病出靈樞十二經以示之其狀如馬刀故曰馬刀堅而不潰乃邀之於食肆中使食水浸湯餅國卿曰稍覺緩次日先以滄鹽上涌又以京劑滌去熱勢約十數行腫已散矣

朱葛黃家妾左脇病馬刀憎寒發痛已四五日矣戴人適避暑於寺中來乞藥戴人曰此足少陽膽經病

也少血多氣堅而不潰不可急攻當以苦劑涌之以五香連翹湯托之既而痛止然瘡根未散有一盜醫過見之曰我有妙藥可潰而爲膿不如此何時而愈既紝毒藥痛不可忍外寒内嘔血不止大便黑色食飲不下號呼悶亂幾至於死諸姑惶懼夜投戴人戴人曰當尋元醫者予不能治其王毋亦來告至於再三戴人曰脇間皮薄肉淺豈可輕用毒藥復令洗去以凉劑下之痛立止腫亦消

瘰癧

一婦人病瘰癧延及胷臆皆成大瘡相連無好皮肉求戴人療之戴人曰火淫所勝治以鹹寒命以滄鹽吐之一吐而着痂再用凉膈散解毒湯等劑皮肉乃

復如初並儒門事親

灸瘰癧法

灸瘰癧以手仰置肩上微舉肘取肘骨尖上是穴隨所患處左即灸左右即灸右艾炷如小筯頭許三壯即愈復作即再灸如前不過三次永絕根本先倅湯壽資宰鍾離有一小環病瘡已破傳此法於本州一漕官早灸晚問膿水已乾凡兩灸遂無恙後屢以治人皆驗駱安之妻患四五年瘡痂如田螺靨不退辰時着灸申後即落所感頗深凡三作三灸遂除根矣百乙方

瘰癧出白瀋

虎林黃氏女生瘰癧環項及腋凡十九竅竅出白瀋

右手拘攣不可動作大熱家人咸憂趣匠制棺衾周漢卿爲剔竅毋長二寸其餘以火次第烙數日成痂痂脱如恒人續文粹

繫瘤法

芫花根淨洗帶溼不得犯鐵器於木石器中搗取汁用線一條浸半日或一宿以線繫瘤經宿即落如未落再換線不過兩次自落後以龍骨并訶子末傅瘡口即合依上法繫奶痔累用得效繫瘤法蘇耽良方亦有用蜘絲者然費力不如此徑捷如無根只用花泡濃水浸線亦得趙氏家姊嘗用以繫腰間一瘤不半日即落亦不痛百乙方

瘤

戴人在西華衆人皆訕以爲吐瀉而已一日魏壽之與戴人入食肆中見一夫病一瘤正當目上綱內眥色如灰李下垂覆目睛不能視物戴人謂壽之曰吾不待食熟立取此瘤魏未之信也戴人曰吾與爾取此瘤何如其人曰人皆不敢割戴人曰吾非用刀割別有一術焉其人信之乃引入小室中令俛臥一牀以繩束其胻刺委中大出血先令以手揉其目瘤上亦刺出雀糞立平出戶壽之大驚戴人曰人之有技可盡窺乎

膠瘤

邵城戴人之鄉也一女子年十八未嫁兩手背皆有瘤一類雞距一類角丸腕不能釧向明望之如桃膠

然夫家欲棄之戴人見之曰在手背者爲膠瘤在面者爲粉瘤此膠瘤也以鈹鍼十字刺破按出黄膠膿三兩匙立平瘤核更不作婚事復成非素明者不敢用此法耳

癭

新寨一婦年四十餘有癭三瓣戴人令以鹹吐之三涌三汗三下癭已半消次服化癭之藥遂大消去夫病在上者皆宜吐亦自有消息之法耳並儒門事親

黄藥子治癭

孫眞人治癭一二年者以萬州黄藥子半斤須緊實者若虚而輕卽他處産者用一斤取無灰酒一斗浸固濟器口以糠火燒一伏時停待酒冷卻開令患者

日飲之不令酒氣絶經三五日後以線圍頸覺消卽停飲否則令項細也用火時不可多惟燒酒氣出瓶頭有津卽止火不待經宿也巳驗如神忌毒食

痔疾所患不同

醫學博士齊德之云予讀養生必效方見乾義傳僧覺海少年患痔疾其行業比冰霜緣此飽食久坐知痔疾者不必酒色過度故素問云因而飽食筋脉横解腸澼爲痔治之故不同也以三神丸治之精義

釣腸丸療痔

予庚戌除夕痔作時官舍令肥難得醫者取官局釣腸丸一百二十粒分爲二服熱酒併服之中夜腹間微痛下少結糞旦起巳安治證具載本方所以作效

速者以服多故耳

外痔

葱青內刮取涎對停入蜜調勻先以木鱉子煎湯熏洗然後傅藥其冷如冰唐仲舉云嘗有一吏人苦此渠族弟親合與之早飯前傅午後以榜紙來謝拜於庭下疾已安矣

灸痔法

鄭器先用之親曾得效其法鳩尾骨尖少偃處即是穴麥粒大艾炷灸七壯或十四壯甚者二十一壯上瘡發即安可除根本並百乙方

馬齒莧治多年惡瘡

李絳記武元衡相國在西川自苦脛瘡焮痛不可堪

百醫無效及到京城呼供奉石濛等數人療治無益有廳吏上此方用之便差其方云療多年惡瘡百方不差或痛焮走不已者並爛擣馬齒莧傅上不過三兩度愈

頭項濕癬

劉禹錫云予少年曾患癬初在頸項間偶於楚州賣藥人教用蘆薈一兩研甘草炙半兩末相和令勻先以溫漿水洗癬乃用舊乾帛子拭乾便以二味合和傅立乾差神效並本草

升麻洗斑瘡

唐王琰云比歲有病天行發斑瘡頭面及身須臾周匝狀如火燒瘡皆戴白漿水隨決隨生不治數日必

死治後瘡瘢黯一歲方滅此惡毒之氣所爲以水煮
升麻綿霑洗之苦酒煮彌佳但躁痛不可忍也又云
建武中南陽擊虜初呼爲虜瘡諸醫參詳療之方取
好蜜摩瘡上以蜜煎升麻數拭之外臺秘要

凍瘡

張仲安治凍瘡用黄栢燒存性灰研細以雞子清調
傅破者乾摻上神妙

暑瘡

治暑肌膚瘡爛或因搔成瘡多是大暑汗出坐臥濕
地致肌膚多瘡爛汁出有一乳姥曰此易差也取乾
壁細土末傅之隨手即差

治一切惡瘡

治一切惡瘡遍用藥不效者陳米飯緊作團火煆存性麻油膩粉調傅蘇韜光丁亥年耳上病碎瘡或痛或痒兩月餘百藥不效季倅子長傳此方初不之信試用之次日即愈辛丑年再作吕仲發顯謨云此證夏以痰飲治之故只用肥皂燒存性生油膩粉調傅尤佳並集成

婦人痒蝨陰蝕

陳良甫家婢患陰蝕就瘡家療不差蝕處作兩瘡深半寸良甫於消子方中檢得甘草湯方仍以自處蝕蛇膽散不經七日瘡乃平復甚效凡救十八人手下即活遇斯疾者請流布而傳之

痓癎

一省掾背項常有痤癤愈而復生戴人曰太陽血有餘也先令涌泄之次於委中以鈹鍼出紫血病更不復作也

濕癬

一女年十五兩股間濕癬長三四寸至膝發痒時爬搔湯火俱不解痒定黃赤水流痛不可忍灸焫薰渫硫黃藺茹白僵蠶羊蹄根之藥皆不效其人姿性妍巧以此病不能出嫁其父母求療於戴人戴人曰能從予言則差父母諾之戴人以鈹鍼磨令尖快當其痒時於癬上各刺百餘刺其血出盡煎鹽湯洗之如此四次大病方除此方不書以告後人恐為癬藥有誤濕淫於血不可不砭者矣

濕䘌瘡

穎臯韓吉卿自髀至足生濕䘌瘡大者如錢小者如荳痒則搔破水到則浸淫狀類蟲行袴襪愈而復生瘢痕凹十餘年不差戴人哂之曰此濕䘌瘡也由水濕而得故多在足下以舟車濬川大下十餘行一去如掃渠素不信戴人之醫至此大服並儒門事親

下痒瘡兼自利

一鄰人年三十餘性狡而躁素患下痒瘡或作或止夏初患自利膈上微悶醫與治中湯兩貼昏悶若死片時而甦脉之兩手皆濇重取畧弦似數予曰此下痒瘡之重者與當歸龍薈丸去麝四貼而利減又與小柴胡去半夏加黃連芍藥川芎生薑五六貼而安

心法

陰頭惡瘡

葛氏云比見人患莖頭腫攻下瘡欲斷者以猪肉湯漬洗之并用黃連黃栢末塗之又方蜜煎甘草末塗之千金方

項上五色瘡

項上生瘡如櫻桃大有五色瘡破則項皮斷但逐日飲牛乳自消得效方

醫說續編卷第十四

醫說續編卷第十五

崑山　周恭　輯

損傷門

玉滅瘢疵

王莽遺孔休玉休不受莽曰君面有疵美玉可以滅瘢休猶不受莽曰君嫌其價重乎遂椎碎進休休方受之

箭鏃不出

夏侯鄆初爲閬州錄事參軍有人額上有箭痕問之云從馬侍中征田悅中射馬侍中與藥立可拔鏃出後以生肌膏塗傅之遂無苦因并方獲之云諸瘡亦可療鄆得方後至洪州逆旅主人患瘡呻吟乃亟以

此藥試之立愈其方以巴豆微熬與蜣螂並研勻塗所傷處斯須痛定必微痒且忍之待極痒不可忍乃撼動箭鏃拔之立出（並本草）

傷損筋骨

一字散治一切打撲傷損筋傷骨折宗子趙叔恭名公寅以善鍾鐵著名其父宰嵊縣日因與族人聚飲超化寺醉酒墜懸崖之下亟視之昏不醒人手臂已折昇歸得此二藥治之遂愈其後運鎚如故叔恭嘗知大寧監云韓希道知府傳用五靈脂（別研）川烏頭（去皮臍生用）沒藥（別研）草烏頭（去皮臍生用各四兩）地龍乳香（各半兩別研）麝香（半錢別研）硃砂（三分別研）白膠香（一兩後四味加減些不妨）右爲細末每服一字溫酒調下丸如梧桐子大加減自少至多服

之亦可若腰已上損食後服腰已下損食前服覺麻爲騐未麻加藥麻甚卽減

打撲傷損

福州長樂縣一盗因被笞捶身無全膚以情告獄吏求買胡孫薑爛研取汁以酒煎或調服留滓以傅瘡不數日平復如故

接骨散

濠梁靈泉清隱寺僧傳治打撲傷損用半兩古文錢不拘多少以鐵線貫之用鐵匣盛以炭火煆通紅盌盛好酒米醋各半升鐵鈴開匣取古文錢於酒醋中淬再煆再淬候蘇落盡如酒醋少再添候古文錢淬盡澄去酒醋以温水淘洗如此三次淘洗數多尤妙

火毒不盡令人患啞既爭焙乾研極細入乳香没藥水蛭等分同爲細末每服半字或一字生薑自然汁先調藥次用温酒浸平服若不傷折即時嘔出若損折則藥徑下纏繳如金絲如弓上之筋神驗初服忌酒三日劉諒縣尉傳王丞相在東府時施一接骨藥云用半兩錢極有效驗恐即是此方也　治打撲損腫痛不止用生薑自然汁米醋牛皮膠同熬溶入馬屁勃末不以多少攪匀如膏藥以紙花攤傳腫處痛即止以多傳爲妙紹興倅應二胥吏用之得效並百乙方

杖瘡可吐

戴人出游道經故息城見一男子被杖瘡痛焮毒氣入裏驚涎堵塞牙禁不開粥藥不下前後月餘百治

無功廿分於死戴人先以三聖散吐驚涎約半大盆復煎通聖散數錢熱服之更以酸辣葱醋湯發其汗斯須汗吐交出其人活矣此法可以救冤人

杖瘡飲水

小渠袁三因强寇入家傷其兩胻外臁作瘡數年不巳膿汁常涓涓然但飲冷則瘡間冷水浸淫而出延爲濕瘡求治戴人曰爾中焦當有緑水二三升涎數掬袁曰何也戴人曰當被盜時感驚氣入腹驚則膽傷足少陽經也兼兩外臁皆少陽之部此膽之甲木受邪甲木色青當有緑水少陽在中焦如漚既伏驚涎在中焦飲冷水咽爲驚涎所阻水隨經而旁入瘡中故飲水則瘡中水出乃上湧寒痰汗如流水次下

緑水果二三升一夕而痂乾真可怪也並儒門事親

取箭鏃

淮西總管趙領衛名瘸殿巖密之子云取箭鏃法仇
防禦方張循王屢求不得因奏知德壽宣取以賜之
有奇效以天水牛一箇獨角者尤緊以小瓶盛之用
硇砂一錢細研水少許化開浸天水牛自然成水右
以藥水滴箭鏃處當自出也

刀刃傷

凡刀刃傷用石灰不以多少端午日午時取百草搗
汁濾過和作餅子入韭菜汁尤妙陰乾遇有傷即以
末摻之如腸胃出桑白皮縫罨之帛繫吳內翰父少
保守南雄州有刀傷人腸潰者以此藥治之全二人

之命一方只用韭汁和石灰端午日合又治刀刃傷
用五倍子爲末乾貼神效亦名小血竭並是齋方

蜜人治傷折

囘囘田地有年七八十歲老人自願捨身濟衆者絕
不飲食惟澡身啖蜜經月便溺皆蜜旣死國人殮以
石棺仍滿用蜜浸鐫誌歲月于棺蓋瘞之俟百年後
啓封則蜜劑也凡人損折肢體食少許立愈雖彼中
亦不多得俗曰蜜人番言木乃伊

割勢

杭州赤山之陰曰筲箕泉黄大癡所嘗結廬處其徒
弟沈生狎近側一女道姑同門有欲白之於師沈懼
引扊刀自割其勢幾死衆救得活而瘡口流血經月

餘不合偶問諸閹奴教以燉所割勢搗粉酒服如其言不數日而瘥並輟耕錄

按摩刀痕

閩萬夫長陳君臨陣爲刀斫其面瘡已愈而痏與鼻不能合甚惡時時仰泣曰吾面無完膚生何以見妻子死何以見父母乎乃拜項彥章求治彥章命壯士按其面膚肉盡熱腐施之以法卽面赤如赬盤左右賀曰復故也九靈山房集

落馬腰疼

丹溪曰徐質夫年六十因墜馬腰疼不可忍六脈散大重取則弦小而長稍堅予以爲有惡血未可驅逐且以補復爲先遂以蘇木湯煎人參當歸川芎陳皮

甘草服之半月後用之散大漸斂飲食漸進遂以前藥調下自然銅等藥一旦而安醫案

跌後腹疼

一中年人中脘作痛食已乃吐面紫霜色兩關脈濇濡乃血病也因跌仆後中脘即痛投以生新推陳血劑吐出血片碗許而愈心法

攧穿舌心

自行被攧穿斷舌心血出不止以米醋用雞翎刷所斷處其血即止仍用真蒲黃杏仁去皮尖鵬砂少許研爲細末煉蜜調藥稀稠得所噙化而安得效方

手脚出臼

凡跌折脚手各有六出臼四折骨每手有三處出臼

脚亦有三處出臼

十不治證

攧撲傷損或被傷入於肺者縱未即死二七難過

左脇下傷透内者　腸傷斷一半可醫全斷不可治

小腹下傷内者　證候繁多者　脉不實重者

老人左股壓碎者　傷破陰子者　血出盡者　肩

内耳後傷透於内者皆不必用藥

麻藥

治損傷骨節不歸窠者用草烏散麻之然後用手整

頓藥用猪牙皂角木鱉子紫金皮白芷半夏烏藥川

芎杜當歸川烏各五兩　舶上茴香坐拏酒煎熟　草烏各一兩

木香三錢　傷重刺痛手近不得者更加坐拏草烏各五錢

及曼陀羅花五錢入藥右並無煆製爲末諸骨碎骨折出臼者每服二錢好紅酒調下麻到不識痛處或用刀割開或用剪去骨鋒者以手整頓骨節歸元端正用夾夾定然後醫治或箭鏃入骨不出亦可用此麻之或用鐵鉗拽出或用鑿鑿開取出後用鹽湯或鹽水與服立醒見上坐拏草生江西及滁州善治傷損具本草

騾跑咬傷

晉州吳權府佃客五月間收麥用騾車搬載一小廝引頭被一騾跑倒又咬破三兩處痛楚不可忍五七日膿水臭惡難近又兼蛆蠅極盛藥莫能救無如之何臥於大門外車房中一化飯道人見之云我有一方用之多效我傳與汝修合服之蛆皆化爲水而出

黿亦不敢近右以寒水石爲末傳之旬日良愈以爲神故録之方名蟬花散（寳鑑）

破傷風（兼治大傷）

治破傷風及金刃傷打撲傷損方名玉真散本事必用兩方皆有但人不知張叔潛知府云此方極奇居官不可闕是齋宰清流日以授直廳醫救欲死者數人奇甚用天南星防風二味等分爲末破傷風以藥敷貼瘡口然後以温酒調下一錢如牙關緊急角弓反張用藥二錢童子小便調下或因鬭毆相打内有傷損以藥二錢温酒調下打傷至死但心頭微温以童子小便灌下二錢併進三服天南星爲防風所製服之不麻方（是齋）

按衛生寶鑑以此方兼治狂犬所傷并諸犬咬神效

犬傷脛腫

麻先生兄村行爲犬所齧舁至家脛腫如罐堅如鐵石毒氣入裏嘔不下食頭痛而重往問戴人女僮曰痛隨利減以檳榔丸下之見兩行不差適戴人自舞陽回謂麻曰脛腫如此足之三陰三陽可行乎麻曰俱不可行曰如是何不大下之乃命臨卧服舟車丸百五十粒通經散三四錢比至夜半去十四行腫立消作胡桃紋反細於不傷之脛戴人曰慎勿貼膏紙當令毒氣出流膿血水常行又一日戴人恐毒氣未盡又服舟車丸百餘粒濬川散三四錢見六行病人

曰十四行易當六行反難何也戴人曰病盛則勝藥病衰則不勝其藥也六日其膿水盡戴人曰膿水行時不畏風盡後畏風也乃以愈風餅子日三服之又二日方與生肌散一傅之而成痂嗚呼用藥有多寡使差別相懸向使不見戴人則利減之言非也以此知醫已難用醫尤難也儒門事親

足骨出

南臺椽梁彥思使閩而足不能履醫以風論或以脚氣治經年不瘳項彥章診之六脉僅微數而他無所病即探患處乃骨出不入肯綮耳施以按摩即愈

足掌反出

南臺治書迭里迷失公足失履而傷腕骨掌反於後

者六閱月矣衆醫不能治公知抱一翁精按摩曰幸余治也翁令壯士更相摩從辰至申而筋肉盡腐遂引其掌以揉之覺啑啑然有聲藥以兩月其足如常時（並九靈山房集）

蜂螫

於地上尋小竹或木棒兒正南北安頓者取在手就地寫十字先從南畫至北次從東畫至西然後於十字中心搯一捻土傅在痛處立止屢曾用之殆不可曉須至誠乃驗

毒蛇咬

先以麻繩扎傷處二頭次用香白芷細末摻之以多爲妙仍以新汲水調下半兩許毒氣自消一方用熱

酒調下諸方皆用麥門冬水蓋欲先護心氣也

諸虫咬

用艾灸咬處五壯或七壯其痛立止神妙

又

蘇韶光寓婺女城外魁星館有人書一方於壁間曰此方神妙與前香白芷方併書之韶光屢以救人皆驗其方用貝母爲末酒調令病者盡量飲之飲不得即止頃之酒自傷處爲水流出水盡爲度却以貝母塞瘡口即愈雖傷已死但有微氣可以下藥者即活神效不可言

蜈蚣傷

撚六紙燈一箇濃蘸麻油點着了於咬處照熁之毒

氣自出盡入油烟中也又方以右手大指中指托地上於中指盡處搯少土傅之勿令患者知此亦厭勝法耳並集成

壁鏡咬

桑柴灰汁煑三度沸取汁調白礬末爲膏塗口卽瘥兼治蛇毒酉陽雜俎

中蚰蜒

昔人有病腹大夜聞蚰蜒鳴于身有人教用鹽水浸之而愈　崇寧末年隴西兵士暑月中在倅廳前跣立廳下爲蚰蜒所中遂不救後數日又有人被其毒博識者教以先飲鹽湯一盃次以鹽湯浸足乃愈今人入藥當去土了微灸若治腎臟風下疰病不可闕

也仍須鹽湯送下（衍義）

蜘蛛咬

譚氏方治蜘蛛咬遍身瘡子以葱一枝去尖頭作孔將蚯蚓入葱葉中緊捏兩頭勿泄氣頻揺動卽化爲水點咬處差（本草）

蠼螋尿疾

孫眞人以武德中六月得蠼螋尿疾經五六月覺心悶不佳以他法治不愈又有人教畫地作蠼螋形以刀子細細畫取蠼螋腹中土就以唾和成泥塗之再塗卽愈方知天下萬物相感莫曉其由矣（千金方）

竹木刺

胥次律云治竹木刺出聖惠方曾用救一庄僕極妙

其人有一脚心刺痛楚頻死黄昏傅藥痛尤甚至四更視之刺已出遂安用烏羊糞爛搗水和罨傷處厚傅之爲佳

紫雪治湯盪火燒

凡湯盪火燒痛不可忍或潰爛成惡瘡用松樹皮剥下陰乾爲細末入輕粉少許生油調稀傅如傅不住紗絹帛縛定即生痂神效不可言然宜預先合下以備急自剥落而薄者尤妙李莫安撫方用牛皮膠入少湯於火上溶稠狗毛剪碎以膠和毛攤軟帛封之直至痂脫不痛矣內翰家婢夜炊米釜翻傷腿膝以夜不敢白比曉已潰爛用此治之而愈並百乙方

奇病門

肌肉坼裂

滑伯仁在儀真時聞友人王德全言江西有醫士黃子厚爲術精詣其治往往出人意表有富家子年十七八病遍體肌肉坼裂召子厚治子厚偕門生四五輩往診視各以所見陳論皆未當子厚乃屏人詰病者曰童幼曾近女色犯天真乎曰當十三四曾近之矣子厚曰得其説矣褚澄云精未通而御女則四體有不滿之處後日有難狀之疾在法爲不可療後果惡汁淋漉痛楚而死（白雲集）

產子無皮

有舟人生子身全無皮人莫能曉適吳門葛可久出醫衆告之可久就岸畔令作一坎置兒其中以細土

隔衾覆之且戒勿動久之可久回啓衾視之已生膚矣蓋其母懷娠舟中久不登岸失受土氣故也
按危氏得效方云宜速用白早米粉乾撲候生皮方止

產子舌不收

一婦人因產子舌不能收周子固以硃砂傅其舌仍命作產子狀以兩女子掖之乃於壁外潛累盆盎置危處墮地以作聲聲聞而舌收矣九靈山房集

落馬舌出

元順帝之長公主之附馬剛哈剌咱慶王因墜馬得一奇疾兩眼黑睛俱無而舌出至胷諸醫罔知所指廣惠司卿聶只兒乃也里可温人也嘗識此證遂剪

去之項間復生一舌亦剪之又於真舌兩側各去一指許刼塗以藥而愈時元統癸酉也廣惠司者回回之爲醫者隷焉

割額取蟹

任子昭云向寓都下時鄰家兒患頭疼不可忍有回回醫官用刀割開額上取一小蟹堅硬如石尚能活動頃焉方死疼亦隨止當求得蟹至今藏之並輟耕録

四肢堅硬有聲

寒熱不止經日後四肢堅如石以物擊之一似鍾磬聲日漸瘦惡用茱萸木香等分煎湯飲即愈

截腸病

大腸頭出寸餘痛苦直候乾自退落又出名爲截腸

病若腸盡乃不治但初覺截寸餘可治用芝麻油器盛之以臀坐之飲大麻子數升愈

口鼻流水出鰕魚

口鼻中腥臭水流以椀盛之有鐵色鰕魚如粳米大走躍不住以手捉之即化爲水此肉壞矣任意饌食雞肉愈

婦人小便出糞

婦人小便中出大糞名交腸服五苓散效如未盡愈可用舊幞頭燒灰酒服之

筋解

四肢節脫但有皮連不能舉動名曰筋解用酒浸黄蘆三兩經一宿取出焙乾爲末每服二錢酒調下服

盡安

精流無歇

玉莖硬不痿精流無歇時時如鍼狀捏之則脆乃爲腎滿漏疾用韭子破故紙各一兩爲末每服三錢水一盞煎至六分每日三次飲之愈則住服

腹中如鐵石

腹中如鐵石臍中水出旋變作虫行狀遶身匝啄痒痛難忍撥掃不盡用濃煎蒼术湯浴之以蒼术末入麝香少許水調服痊

眼前常見禽虫飛

眼前常見諸般禽虫飛走以手捉之則無乃肝膽經爲疾用酸棗仁羗活玄明粉青箱子花各一兩爲末

每服二錢水一大盞煎至七分和滓飲一日三服

大腸虫出不斷

大腸虫出不斷斷之復生行坐不得用鶴虱末水調五錢服之自愈

眼睛垂出至鼻

眼睛垂出至鼻如黑角色痛不可忍或時時大便血出其名曰肝脹用羌活煎汁服數盞自愈

飲油疾

有飲油五升以來方始快意長得喫則安不爾則病此是髮入胃被氣血裹化爲虫用雄黄半兩爲末水調服虫自出如虫活者置於油中逡巡間連油潑之長江

失說物望病

治臥於牀四肢不能動只進得食好大言說喫物謂之失說物望病治法如說食猪肉時便云你喫猪肉一頓病者聞之即喜遂置肉令病人見臨要却不與喫此乃失他物望也當自睡中涎出便愈

十指節虫出

手十指節斷壞唯有筋連無節肉虫出如燈心長數尺餘遍身緑毛捲名曰血餘以茯苓胡黃連煎服愈

皮底如波浪聲

遍身忽皮底混混如波浪聲痒不可忍抓之血出不能解謂之氣奔以人參苦杖青鹽細辛各一兩作一服水二椀煎十數沸去滓飲盡便愈

毛髮直如鐵條

眼白渾黑見物依舊毛髮直如鐵條雖能飲食不語如醉名曰血潰用五靈脂爲末二錢酒調下

灸瘡飛肉

因着艾灸訖火痂便退落瘡内鮮肉片子飛如蝶形狀騰空去了痛不可忍是血肉俱熱用大黄朴硝各二兩爲末水調下微利即愈

渾身虱出

臨卧渾身虱出約至五升隨至血肉俱壞每宿漸多痒痛不可言狀唯喫水卧牀晝夜號哭舌尖出血不止身齒俱黑唇動鼻開但飲鹽醋湯十數碗即安

眼赤鼻張

眼赤鼻張大喘渾身出斑毛髮如銅鐵乃胃中熱毒氣結於下焦用白礬滑石各一兩爲末作一服水三椀煎至椀半令不住飲候盡乃安

虱行皮下如蟹走兒啼

有虱如蟹走於皮下作聲如小兒啼爲筋肉之化用雷丸雄黄各一兩爲末摻在猪肉片上炙熟喫盡自安

手足甲倒生肉刺

手足甲忽然長倒生肉刺如錐痛不可忍喫葵菜自愈

鼻中毛出如繩

鼻中毛出晝夜可長一二尺漸漸麁圓如繩痛不可

忍雖忍痛摘一莖即後更生此因食猪羊血過多用乳香硇砂各一兩爲末以飯圓梧桐子大空心臨卧各一服水下十粒自然退落

瘡生光彩

面上及遍身生瘡似猫兒眼有光彩無膿血但痛痒不常飲食減少久則透脛名曰寒瘡多喫魚雞韭葱自愈

脇破腸出

脇破腸出臭穢急以香油摸腸用手送入煎人參枸杞湯淋之皮自合矣喫羊腎粥十日即愈

口鼻氣出如黑蓋

口鼻中氣出盤旋不散凝如黑蓋色過十日漸漸至

肩胷與肉相連堅勝金石鐵無由飲食此多因瘧疾得之煎澤瀉湯日飲三盞連服五日愈

遍身肉出如錐

遍身忽然肉出如錐既痒且痛不能飲食此名血擁若不速治潰而膿出以赤皮葱燒灰淋洗喫荳豉湯數盞自安

眉毛搖動

眉毛搖動目不能視交睫喚之不應但能飲食有經月不效者用蒜三兩取汁酒調下即愈

毛竅出血

毛竅節次血出若血不出皮脹膨如鼓須臾眼鼻口被氣脹合此名脉溢飲生薑水汁各一二盞即安

口生肉毬

口內生肉毬臭惡自巳惡見有根綫長五寸餘如釵股吐毬出候飲食了却呑其綫以手輕揑痛徹於心困不可言用水調生麝香一錢服三日驗

渾身生泡出石片

渾身生燎泡如甘棠梨每箇破出水內有石一片如指甲大泡復生抽盡肌肉不可治急用京三稜蓬莪术各五兩爲末分三服酒調連進愈

頭面發熱有光色

頭面發熱有光色他人手近之如火用蒜汁半兩酒調下吐如蛇狀遂安

離魂病

人自覺自形作兩人並臥不別眞假不語問亦無對乃是離魂用辰砂人參茯苓濃煎湯服之眞者氣爽假者化也

飲酒不醉

有男子自幼喜飲酒至成丁後日飲一二斗不醉片時無酒叫呼不絕全不進食日就羸弱其父用手巾縛住令手足不令動搖但扶少立却取生辣酒一罈就其子口邊打開氣衝入口病者必欲取飲堅不可與須臾口中忽吐物一塊直下罈中即用紙封裹罈口用猛火燒滚約酒乾一半却開視之其一塊如猪肝樣約三兩重週廻有小孔如鍼眼不可數計棄之於江飲食復舊雖滴酒不能飲矣

產後乳垂過腹

婦人產後忽兩乳伸長細小如腸垂下直過小肚痛不可忍危亡須臾名曰乳懸將川芎當歸各二觔半剉先將一觔半散於瓦石器內用水濃煎不拘時候多少溫服餘一觔半剉作大塊用香爐慢火逐旋燒烟安在病人面前卓下要烟氣直上不絕令病人低頭伏卓上將口鼻及病乳常吸烟氣直候用此一料藥盡看病證如何或未全安畧縮減再用一料如前法煎服及燒烟熏吸必安如用此二料已盡雖兩乳畧縮而不復舊用冷水磨草麻子一粒於頭頂心上塗片時即洗去則全安矣

產後肉線出陰門

婦人臨產服催生藥驚動太早未嘗離經而用力太過以致肓膜有傷產後水道中垂出肉線一條約三四尺長牽引心腹痛不可忍以手微動之則痛苦欲絕先服失笑散數服仍用老薑三斤爭洗不去皮於鉢臼內研爛用清油二斤拌勻入鍋內炒熟以油乾焦爲度先用熟絹一段約五尺長摺作方結令穩重婦人輕輕盛起肉線使之屈曲作一團納在水道口却用絹袋兜裹油薑稍溫傅在肉線上熏覺薑漸冷又用熨斗火熨熱使之常有薑氣如薑氣已過除去又用新者如此重熏一日夜其肉線已縮大半再用前法越兩日肉線盡入腹中其病全安却再服失笑散芎歸湯補理切不可使肉線斷作兩截則不可醫

肉浮如蛇

身上及頭面肉上浮腫如蛇狀者用雨滴堦磚上苔痕一錢水化開塗蛇頭立消並危氏得效方

雜證門

偶吐愈疾記

正隆間有聖旨取汴梁諸匠氏有木匠趙作頭鐵匠杜作頭行次失路迷至大宅乞宿主人不納曰家中有人重病不敢納君杜作頭紿曰此趙公乃汴梁太醫之家今蒙上司見召迷路至此蓋病者當愈而遇此公也主人黙然而入良久復出將邀二人入室與之食已主人起請曰煩太醫看病何如趙見而笑曰一藥可愈二人竊議曰來時所携熟藥寄他車上此

中實無柰何杜曰此甚易耳潛出門得牛糞一塊作三十粒下以温水少頃病人覺胷中如虫行一湧而出狀若小蟯蜋一二升以手探之又約一升頓覺病去明日主人出謝曰百歲老人未嘗見此神效之藥也禮餞二人遂歸嗚呼此二子小人也欲苟一時之寢遂以穢物治人亦偶得吐法耳

誤吞銅鐵偶獲瀉愈

予和云余昔過株林見一童子誤吞銅鐵之物成疾而羸足不勝身會六七月淫雨不止無薪作食過饑數日一旦鄰牛死聞作葵羹粳飯病人乘饑頓食之良久泄注如傾覺腸中痛遂下所吞之物余因悟内經中肝苦急急食甘以緩之牛肉大棗葵菜皆甘物

也故能寬緩腸胃且腸中久空又遇甘滑之物此銅鐵所以下也亦偶得瀉法耳

五實證五實者脉盛皮熱腹脹前後不通瞀悶也

余向日從軍於江淮上一舟子病余診之乃五實也余自幼讀醫經嘗記此五實之證竟未之遇也既見其人竊私料之此不可以常法治乃大作劑而下之殊不動揺計竭智窮無如之何忽憶桃花萼丸頓下七八十丸連瀉二百餘行與前藥相兼而下其人昏困數日方已蓋大疾已去自然卧憩不如此則病氣無由衰也徐以調和胃氣之藥饘粥日加自爾平復也

五虚證五虚者脉細皮寒氣少泄利前後飲食不入也

嘗過鳴鹿邱中聞有人呻吟聲息瘦削痿然無力余視之乃五虛證也余急以聖散子二服作一服此證非三錢二錢可塞也續以胃風湯五苓散等藥各作大劑使頓服注瀉方止而漿粥入胃不數日而其人起矣故五虛之人不加峻塞不可得而實也彼庸工治此二證草草補瀉如一杯水救一車薪之火竟無成功也反曰虛者不可補實者不可瀉此何語也吁不虛者强補不實者强攻自是庸工不識虛實之罪也豈有虛者不可補實者不可瀉之理哉

胸滿吐白虫

沈丘王宰妻病胷膈不利口流涎沫自言咽下胃中常雷聲心間時作微痛又復發昏胷乳之間灸瘢如

恭化痰利膈等藥服之三載病亦依然其家知戴人痰藥不損來求之一涌而出雪白虫一條長五六寸有鼻口牙齒走於涎中病者忿而斷之中有白髮一莖此正與徐文伯所吐宫人髮瘕一同虫出立安

二陽病

常仲明病寒熱往來時欬一二聲面黄無力懶思飲食夜多寢汗日漸變削作虚損治之用二十四味燒肝散鹿茸牛膝補養二年口中痰出下部轉虚戴人斷之曰上實也先以涌劑吐痰三二升次以柴胡飲子降火益水不月餘復舊此證名何乃内經中二陽病也二陽之病發心脾不得隱曲心受之則血不流故女子不月脾受之則味不化故男子少精此二證

名異而實同仲明之病味不化也

又

一婦月事不行寒熱往來口乾頰赤喜飲旦暮聞欬一二聲諸醫皆云經血不行宜䖟虫水蛭乾漆硇砂芫青紅娘子没藥血竭之類唯戴人不然曰古方中雖有此法柰病人服之必臍腹發痛飲食不進乃命止藥飲食稍進内經曰二陽之病發心脾心受之則血不流故女子不月既心受積熱宜抑火升水流濕潤燥開胃誘食乃涌出痰一二升下泄水五六行濕水上下皆去血氣自然湍流月事不爲水濕所隔自依期而至矣亦不用䖟虫水蛭之類有毒之藥如用之則月經縱來小溲反閉他證生矣凡精血不足當

補之以食大忌有毒之藥偏勝而成夭閼並儒門事親

又

金內病韓自行邀攖寧生往視之脉數而散體寒熱咳血痰生曰此二陽病也在法不治當以夏月死至立夏果死自行悄然曰攖寧生能知死必能知人生矣乎　龍君澤分院餘姚其室張暑月中病經事沉滯身寒熱自汗咳嗽有痰體瘦悴臍腹刺痛招攖寧生至診視脉弦數六至有餘生曰此二陽病也素問云二陽之病發心脾女子得之則不月二陽陽明也陽明爲金爲燥化今其所以不月者因暑所遭也陽明本爲燥金適遭於暑暑火也以火爍金則愈燥矣血者水類金爲化源宜月事沉滯不來也他醫方爲

製歸茸桂附丸以溫經而未進生曰夫血得寒則止得溫則行得熱則摶摶則燥復加燥劑血益乾則病必甚亟令卻之更以當歸柴胡飲子爲之清陽瀉火流濕潤燥三五進而經事通餘病悉除龍君曰微生幾爲人所誤矣並白雲集

病畏麻木不敢合眼

東垣曰李正臣夫人病診得六脈俱得弦洪緩相合按之無力弦在上是風熱下陷入陰中陽道不得其證閉目則渾身麻木晝減而夜重覺而開目則麻木漸退因懼其麻木不敢合眼致不得眠身體皆重時有痰嗽覺胷中常似有痰而不利時煩躁氣短促而喘肌膚充盛飲食不減大小便如常惟畏其麻木不

敢合眼爲最苦觀其色脉形病相應而不逆内經曰陽盛瞋目而動輕陰盛閉目而靜重又云諸麻皆屬於目靈樞經曰開目則陽道行陽氣遍布周身閉目則陽道閉而不行如晝夜之分知其陽衰而陰旺也且麻木爲風三尺之童皆以爲然細校之則有區別耳久坐而起亦有麻木爲如繩縛之人釋之覺麻作而不敢動良久則自已以此驗之非有風邪乃氣不行也治之當補其肺中之氣則麻木自去矣如經脉中陰火乘其陽分火動於中爲麻木也當兼去其陰火則愈矣時痰嗽者秋凉在外在上而作也當以温劑實其皮毛身重脉緩者濕氣伏匿而作也時見躁作當升陽助氣益血微瀉陰火與濕通行經脉調其

陰陽則已矣非五臟六腑之有邪也因用補氣升陽和中湯治之祕藏

陰出乘陽治法

一婦人三十餘歲憂思不已飲食失節脾胃有傷面色黧黑不澤環脣尤甚心懸如饑狀饑不欲食氣短而促大抵心肺在上行榮衛而光澤於外宜顯而不藏腎肝在下養筋骨而強于內當隱而不見脾胃在中主傳化精微以灌四傍冲和而不息其氣一傷則四臟失所憂思不已氣結而不行飲食不節氣耗而不足使陰氣上溢於陽中故黑色見於面又經云脾氣通於口其華在脣今水反侮土故黑色見於脣此陰陽相反病之逆也上古天真論云陽明脉衰於上

面始焦知陽明之氣不足故用沖和順氣湯以助陽明生發之氣以復其色耳早飯後午前服取天氣上升之時使人之陽氣易達故也數服而愈内經曰上氣不足推而揚之以升麻苦平葛根甘温自地升天通行陽明之氣爲君人之氣以天地之疾風名之氣留而不行者以辛散之防風辛温白芷甘辛温以散滯氣用以爲臣蒼朮苦辛蠲除陽明經之寒濕白芍藥之酸安太陰之經怯弱十劑云補可去弱人參羊肉之屬是也人參黄芪甘草甘温益正氣以爲臣至真要大論云辛甘發散爲陽生薑辛熱大棗甘温和榮衛開腠理致津液以復其陽氣故以爲使也寶鑑

病食泥

一女子忽食泥日食河中汙泥三椀許周子固取壁間敗泥三椀調飲之遂不嗜泥九靈山房集

大腸痛

有老嫗大腸中常若裹急後重甚苦之自言人必無老新婦此奇疾也爲按其大腸俞疼甚令歸灸之愈

臍痛

予舊苦臍中疼則欲溏瀉常以手中指按之少止或正瀉下亦按之則不疼他日灸臍中遂不疼矣後又嘗溏利不已灸之則止凡臍疼者宜灸神闕此穴在臍中凡灸先以鹽實之

身屈不能行

人有身屈不可行亦有膝上腫疼動不得予爲灸陽

陵泉皆愈已救百餘人矣神效無比灸固不可廢藥亦不可不服也

夢魘

有婦人夜多夢魘蓋因少年侍親疾用心所致也後服定志丸遂不常魘

背疼

背疼乃作勞所致技藝之人與士女刻苦者多有此患色勞者亦病之晉景公是也惟膏肓爲要穴予嘗於膏肓之側去脊骨四寸半隱隱微疼按之則疼甚謾以小艾灸三壯即不疼他日復連肩上疼却灸肩疼處愈方知千金方之效是穴猶信云

肩疼

兩肩頭冷疼尤不可忽予屢見將中風人臂骨脫臼不與肩相連接多有治不愈者要之纔覺肩上冷疼必先灸肩髃等穴毋使至此極可也予中年每遇寒月肩上多冷常以手掌心撫摩之夜臥則多以被擁之僅能不冷後灸肩髃方免此患蓋肩髃係兩手之安否環跳係兩足之安否不可不灸也資生經

肩背胷脇疼痛

丹溪曰一男子忽患背胛縫有一線疼起上跨肩至胷前側脇而止其疼晝夜不歇不可忍診其脉弦而數重取大豁左大於右予意其胛小腸經也胷脇膽經也此必思慮傷心心藏未病而腑先病也故痛從胛起及慮不能決又歸之膽故痛止胷脇而止乃

小腸火乘膽木子來乘母是爲實邪詢之果因謀事不遂而病以人參四錢木通二錢煎湯使下龍薈丸數服愈醫案

鼻痔

治鼽鼻有息肉不聞香臭方出千金富次律曾患此息肉已垂出鼻外用此藥傅之即化爲黃水點滴至盡不三四日遂愈後不復作用瓜蒂細辛二味等分爲末以綿裹如荳許塞鼻中須臾即通鼻中息肉俗謂之鼻痔千金治此疾方極多當時適以此取效耳百乙方

鼻乾

王執中母氏久病鼻乾有冷氣問諸醫者醫者亦不

曉但云病去自愈既而病去亦不愈也後因灸絕骨而漸愈執中亦嘗患此偶絕骨微疼而着艾鼻乾亦失去初不知是灸絕骨之力後閱千金方有此證始知鼻乾之去因絕骨也若鼻涕多宜灸顖會前頂大人小兒之病初無以異焉資生經

嚏

許知可自停飲食已必嚏服棗膏丸而愈本事方

物入耳中

耳中有物不可出以弓弦從一頭令散傅好膠拄耳中物上停之令相着徐徐引出

因汗入水

因汗入水即成骨痺昔有名醫將入蜀見負薪者猛

汗浴河醫曰此人必死隨而救之其人入店中取大蒜細切熟麵澆之而食汗出如雨醫曰貧下人且知藥況富貴乎遂不入蜀

蘿蔔解烟火熏

居民逃避石室中賊以烟火熏之欲死迷悶中摸索得一束蘿蔔嚼汁下咽而甦又炭烟熏人往往致死含蘿蔔一片著口中烟氣不能毒人或預曝乾爲末備用亦可或新水擂爛乾蘿蔔飲之亦可得效方

肝氣乘肺

有士人病顏面青而光其氣哽哽錢乙曰肝乘肺此逆候也若秋得之可治今春不可治其家祈哀强之與藥明日曰吾藥再瀉肝而不少却三補肺而益虛

又加唇白法當三月死然安穀者過期不安穀者不及期今尚能粥五日而絕宋史

腋氣

治腋氣大妙盛覺民教授方大田螺一枚水中養之俟開以剌淨巴荳一箇先用杖子或鍼劄着纔開即放在內取出拭乾仰頓在盞內夏月一宿冬月五七宿即自然成水取出用搽永絕根本也又用熱蒸餅一枚擘作兩片摻蜜陀僧細末一錢許急夾在腋下畧睡少時候冷棄之如一腋有病只用一半葉元方平生苦此疾來紹興偶得此方用一次遂絕根本

解砒毒及諸藥毒

吳內翰備急方云全椒醫高照一子無賴父笞之遂

服砒霜自毒太渴利腹脹欲裂余教照令服此藥以水調隨所欲飲與之不數椀卽利而安其方用白匾豆曬乾爲細末新汲水調下二三錢匕

中附子烏頭河豚毒

凡中毒及附子烏頭河豚之類一切藥毒皆可治用多年壁土熱湯泡攪之令濁少頃乘熱去脚取飲不醒人事者灌之甚妙

治菌毒

北夢瑣言有人爲野菌所毒而笑者煎魚椹汁服之卽愈或云楓樹菌食之令人多笑

治河豚毒

來安縣主簿李紘元度云白塔寨丁未春有二卒一

候兵同食河豚既醉燒子併食之遂皆中毒人急以告巡檢二卒已困殆倉卒無藥用或人之説獨以麻油灌候兵者油既多大吐毒物盡出腹間頓寬以此竟無恙並集成

解中藥毒

解中藥毒用五倍子二兩重研細用無灰酒温調服毒在上卽吐在下卽瀉丹溪方

喫水銀僵死

一人喫水銀僵死微有喘息肢體如冰聞葛可久治奇疾往候之可久視之曰得白金二百兩可治病家謝以貧故不能重酬可久笑曰欲得白金煮湯治耳已而扣富者乃得之且囑之曰熱浴體時如手足動

當來告我有頃手足引動往告之復謂曰眼動及能起坐悉來告我一如其言乃取川椒二觔置溲桶中坐病人其上久之病脫去其水銀巳入椒矣蓋銀湯能動水銀而不滯川椒能來水銀而聚之吁人謂可久之術良惜乎不多傳也酉陽雜爼云椒可以來水銀於此可徵矣

醫說續編卷第十五

醫說續編卷第十六

崑山　周恭　輯

婦人門　調經

調經用藥法

丹溪曰經候將來作痛者血實也桃仁香附黃連經候過期而作痛者乃虛中有熱作疼也一本云經候未及期而作疼氣滯故也過期而作疼者虛而有熱也色淡者虛也經水不及期血熱也四物湯加黃連經水過期血少也川芎當歸人參白朮及痰藥經水過期紫黑有塊亦血熱也必作痛四物湯加香附黃連經水過期淡色者痰多也用二陳湯加川芎當歸經水紫色成塊者熱甚也四物湯加黃連之類經事過期不行杜牛膝搗汁大半鍾以玄胡索末一錢香附末枳殼末各半錢調早服臨經之時肚

痛者用抑氣散其方以四物湯加陳皮玄胡索牡丹皮甘草如痛甚者用荳淋酒痛少者童便煑莎草根入少膠苓爲丸子服經水黑色口渴倦怠形短色黑脉不勻似數者炒黃栢黃芩三錢甘草二錢赤芍藥香附各二錢爲末作丸服○又方用伏龍肝六兩百草霜一兩末之糊爲丸服痰多占住血海地位因而下多者目必漸昏肥人如此南星香附川芎蒼朮作丸服肥人不及日數而多者痰多血虛有熱南星白朮蒼朮黃連香附川芎末之作丸血枯經閉者四物湯加桃仁紅花肥人軀脂滿經閉者導痰湯加川芎用黃連不可用地黃泥膈故也如用生薑汁炒經血逆行或血腥或唾血或吐血用韭菜汁服立散經水去多不能住以三補丸加莎根龜板金毛狗脊

積痰傷經妄語

一婦人積痰傷經不行夜則譫妄以瓜蔞子一錢黃連半錢吳茱萸十粒桃仁五箇紅麯末些少砂仁三錢山查一錢右末

之以生薑研炊餅丸

經閉身疼

一婦人陰虚經脉久不通小便短澀身體疼痛以四物湯加蒼术牛膝陳皮生甘草又用蒼莎丸加蒼耳酒芍藥爲丸煎前藥送下

身熱經斷

一婦人兩月經不行腹痛發熱但行血凉血經行自愈用四物湯加黄芩紅花桃仁香附玄胡索之類

經閉腹疼

一婦人寡居經事久不行腹滿少食小腹時痛形弱身熱當歸酒浸熟地黄薑炒香附一錢白芍藥川芎陳皮各七分半黄栢炒知母炒厚朴薑製玄胡索半錢白术二錢生甘草

大腹皮各三錢 紅花豆大酒浸 桃仁九箇 右㕮咀水煎並治法

經行腹痛

羅安人每遇經行時則臍與小腹下痛不可忍服藥無效陳良甫以桂枝桃仁湯愈自後再發一投而差大全良方

月閉寒熱

一婦年三十四歲經水不行寒熱往來面色痿黃唇焦頰赤時欬三兩聲向者所服之藥黑神散烏金丸四物湯燒肝散鱉甲散建中湯寧肺散鍼艾百千病轉劇家人意倦不欲求治戴人憫之先涌痰五六升午前涌畢午後食進餘證悉除後三日復輕涌之又去痰一二升食益進不數日又下通經散瀉訖一二

升後數日去死皮數重小者如麩片大者如葦膜不一月經水行神氣大康矣

偶食凉粉通經

一婦人年三十餘歲病經閉不行寒熱往來欬嗽潮熱庸醫禁切無物可食一日當暑出門忽見賣凉粉者以冰水淋飲大爲一飡頓覺神清骨健數月經水自下並儒門事親

陰爲陽搏月事不來

裴澤之夫人病寒熱而月事不至者數年矣已加喘嗽醫者率以蛤蚧桂附等投之東垣曰不然夫人病陰爲陽所搏温劑大過故無益而反害投以凉血和血之劑則經行矣已而果然

臨經腰痛

一婦人年三十歲臨經先腰臍痛甚則腹中亦痛經縮三兩日以柴胡丁香湯治之其方以生地黃二分丁香四分當歸身防風羌活已上各一錢柴胡五分全蝎一箇右作一服水二盞煎至一盞去柤食前稍熱服並試效方

經水暴崩

東垣曰丁未仲冬郭大方來說其妻經水暴崩不止先曾損身失血自後一次縮一十日而來今次不止其人心窄性急多驚以予料之必因心氣不足飲食不節得之大方曰無到彼診得掌中寒脈沉細而緩間而沉數九竅微有不利四肢不便上喘氣短促口鼻氣皆不調果有心氣不足脾胃虛弱之證胃脘當

心而痛左脇下縮急有積當臍有動氣腹中鳴下氣大便難虚證極多不能盡録擬先治其本餘證可以皆去安心定志鎮墜其驚調和脾胃大益元氣補其血脉令養其神以大熱之劑去其冬寒凝在皮膚内少加生地黄去命門相火不令四肢痿弱以黄蓍當歸人參湯煎至一大盞於巳午之間食消盡服之一服立止其胃脘痛乃胃上有客寒與大熱藥草荳蔻丸一十五丸白湯送下其痛立止再與肝之積藥除其積之根源而愈

經血成塊

一婦人經候凝結黑血成塊左廂有血瘕水泄不止穀有時不化後血塊暴下并水俱作是前後二陰有

形血脫竭於下既久經候不調水泄日見三兩行食罷煩心飲食減少甚至瘦弱東垣老人曰夫聖人治病必本四時升降浮沉之理權變之宜必先歲氣無伐天和無翼勝無虛虛遺人夭殃無致邪無失正絕人長命故仲景云陽盛陰虛下之則愈汗之則死陰盛陽虛汗之即愈下之即死大抵聖人立法且如升陽或發散之劑是助春夏之陽氣令其上升乃瀉秋冬收藏殞殺寒凉之氣此病是也當用此法治之升降浮沉之至理也夫天地之氣以升降浮沉乃從四時如治病不可逆之故經云順天則昌逆天則亡可不畏哉夫人之身亦有天地四時之氣不可止認作外人體亦同天地也今經漏不止是前陰之氣血已

下脫矣水泄又數年是後陰之氣血又下陷矣後陰者主有形之物也前陰者精氣之門戶俱下竭是病人周身之血氣常行秋冬之令陰主殺此等收藏之病是也陽生陰長春夏是也在人之身令氣升浮者穀氣上行是也既病人周身血氣皆不生長穀氣又不升其肌肉消少是兩儀之氣俱將絕矣既下元二陰俱脫血氣將竭假令當是熱證今下焦久脫已化爲寒矣此病久沉久降寒濕大勝當急救之瀉寒以熱除濕以燥大升大舉以助生長補養氣血不致偏竭聖人立治之法云濕氣大勝以所勝治之助甲風木上升是也故經云風勝濕是以所勝平之也當先調和胃氣次用白术之類以燥其濕而滋元氣如其

不止後用風藥以勝濕此便是大舉大升以助春夏二濕之久陷下之至治也以益胃升陽湯治之夫血脫益氣古聖人之法也先補胃氣以助生發之氣故曰陽生陰長諸甘藥爲之先務舉世皆以爲補殊不知甘能生血此陽生陰長之理也故先理胃氣人之身内穀氣爲寶秘藏

經如荳汁爲寒搏衝任

童氏婦年三十每經水將來三五日前臍下疞痛如刄刺狀寒熱交作下如黑荳汁既而水行因之無娠招滑伯仁診之兩尺脉沉澁欲絕餘部皆弦急曰此由下焦寒濕邪氣搏於衝任衝爲血海任主胞胎爲婦人血室故經事將來邪與血爭作疞痛寒濕生濁

下如荳汁宜治下焦遂以辛散苦温理血藥爲劑令先經期十日服之九三次而邪去經調是年有孕白雲集

血實脉上魚際

許學士云一尼患惡風體倦乍寒乍熱面赤心怔忡或時自汗是時疫氣大行醫見其寒熱作傷寒治之用大小柴胡湯雜進數日病急召予治之診視之曰三部無寒邪脉但厥陰弦長而上魚際宜服抑陰等藥治之故予製生地黄丸治之

血崩

有皮匠妻患血崩兩月飲食不進與鎮靈丹服少減而未斷因檢得耆域方如聖散用椶櫚烏梅乾薑各

一兩並燒存五分性爲末每服二錢食前烏梅湯調下合一劑與服而疾平患甚者不過三服（資生經）有巡鋪之妻年踰五十因傷寒而血崩與膠艾四物湯一服漸愈後因勞復大作與鎮靈丹十五丸而止或無此丹燒鹿角存性爲末酒調服亦佳屢驗（見上）

又

僕嘗療一婦人崩漏暴下諸醫投薑附桂等藥服之愈甚召余診之六脉緊數遂用金華散兼局方龍腦雞蘇丸數服即安本事方單用黃芩者亦此意也一親戚婦人年四十五經年病崩漏不止面黃肌瘦髮黃枯槁語言聲嘶服諸藥無效召僕診之六脉微濡問之服何藥云凡是當歸川芎澀血諸品丹藥服之

皆不作效僕遂合博濟方伏龍肝散兼白礬丸服之
愈並良方

又

孟官人母年五十餘血崩一載僉用澤蘭丸黑神散保安丸白薇散補之不效戴人見之曰天癸已盡本不當下血蓋血得熱而流散非寒也夫女子血崩多因大悲哭悲甚則肺葉布心系為之恐血不禁而下崩内經曰陰虚陽搏之謂崩陰脉不足陽脉有餘數則内崩血乃下流舉世以虚損治之莫有知其非者可服火劑火劑者黄連解毒湯是也次以揀香附子二兩炒白芍藥二兩焙當歸一兩焙三味同為細末水調下又服檳榔丸不旬日而安儒門事親

月信退出爲禽獸狀

婦人月信退出皆爲禽獸之狀似來傷人先將綿塞陰戶只頓服後藥其法以没藥一兩作丸散皆可服即愈

月經不行說

二七天癸至七七天癸竭行早性機巧行遲魯鈍通行則陰陽和合始能生子行年十四歲當時二十歲不行命如風燭朝不保暮有病發則死間有不死百中無一亦令一生多病未嘗一日安裕然有四季行亦可又有一年一次者亦不甚佳或一生不循正道而行者晚年有僻疾則難治並危氏方

白帶

息城李左衙之妻病白帶如水窈漏中綿綿不絕臭穢之氣不可近面黃食減已三年矣諸醫皆云積冷起石硫黃薑附之藥重重燥補污水轉多常以柳日易數次或用一藥以木炭十觔置藥在鉗鍋中鹽泥封固三日三夜炭火不絕燒令通赤名曰火龍丹服至數升污水彌甚燔艾燒鍼三年之間不可勝數戴人斷之曰此帶濁水本熱乘太陽經其寒水不禁固故如此也夫水自高而趨下宜先絕其上源乃湧痰水二三升次日下污水十餘行三遍汗出遍身至明旦病人云污已不下矣次用寒凉之劑服及半載產一子内經曰少腹寃熱溲出白液帶之爲病溶溶然若在水中故治帶下同治濕熱瀉痢皆宜逐水利小

洩勿以赤爲熱白爲寒劉河間書中言之詳矣

帶病吐下治驗

戴人曰頓丘一婦人病帶下連綿不絕白物或來已三載矣命予脉之診其兩手脉俱滑大而有力得六七至常上熱口乾眩運時嘔酢水予知其實有寒痰在胷中以瓜蒂散吐訖冷痰三二升皆酢水也間如黃涎狀如爛膠次以漿粥養其胃氣又次用導水禹功以瀉其下然後以淡劑滲泄之藥利其水道不數日而愈予實悟內經中所云上有病下取之下有病上取之又上者下之下者上之然有此法亦不可偏執更詳其虛實而用之並儒門事親

赤白帶宜灸

王教授云有來覓赤白帶藥者予以鎮靈丹與之鎮靈丹能活血温中故也以其神效故書于此但有孕不可服爾若灸帶脉穴尤奇於此丹也資生經

白帶屬虚

白文舉正室白帶常漏久矣諸藥不效診得心胞尺脉微其白帶下流不止叔和云崩中日久爲白帶漏下時多骨水枯崩中者始病血崩久則血少復亡其陽故白滑之物下流不止是本經血海將枯津液復亡枯乾不能滋養筋骨以本部行經藥爲引用爲使以大辛甘油膩之藥潤其枯燥而滋益精液以大辛熱之氣味藥補其陽道生其血脉以苦寒之藥泄其肺而救上熱傷氣以人參補之以微苦温之藥爲佐

而益元氣名曰補經固真湯秘藏

帶下眩暈

一老婦患赤白帶一年半只是頭眩坐立不久睡之則安專治帶除之其眩卽止

帶下兼痛風

一婦人白帶兼痛風半夏茯苓川芎陳皮甘草蒼朮米泔浸黄栢酒洗晒乾炒南星牛膝酒洗煎服治法

胎前門　附產難

求男論

建平孝王妃姬寺皆麗無子擇良家未笄女入御又無子問尚書褚澄曰求男有道乎澄對曰合男女必當其年男雖十六而精通必三十而娶女雖十四而

天癸至必二十而嫁皆欲陰陽完實然後交合則交而孕孕而育育而爲子堅壯强壽今未笄之女天癸始至巳近男色陰氣早泄未完而傷未實而動是以交而不孕孕而不育育而子脆不壽此王之所以無子也然婦人有所產皆女者有所產皆男者大王誠能訪求多男婦人媒至宫府有男之道也王曰善未再朞生六男夫老陽遇少陰老陰遇少陽亦有子之道也褚氏遺書

受胎論

丹谿曰成胎以精血之後先分男女者褚澄之論愚切惑焉後閱李東垣之方有曰經水斷後一二日血海始淨精勝其血感者成男四五日後血脈巳旺精

不勝血感者成女此確論也易曰乾道成男坤道成女夫乾坤陰陽之情性也左右陰陽之道路也男女陰陽之儀像也父精母血因感而會精之泄也陽之施也血能攝之陰之化也精成其骨此萬物資始於乾元也血成其胞此萬物資生於坤元也陰陽交媾胎孕乃凝所藏之處名曰子宮一系在下上有兩岐一達於左一達於右精勝其血則陽爲之主受氣於左子宮而男形成精不勝血則陰爲之主受氣於右子宮而女形成或曰分男分女吾知之矣男不可爲父女不可爲母與男女之兼形者又若何而分之耶余曰男不可爲父得陽氣之虧者也女不可爲母得陰氣之塞者也兼形者由陰爲駁氣所乘而成其類

不一以一女兼男形者有二一則遇男爲妻遇女爲夫一則可妻而不可夫又有下爲女體上具男之全形者此又駁之甚者或曰駁氣所乘獨見於陰而所乘之形又若是之不同耶予曰陰體虛駁氣易於乘也駁氣所乘陰陽相混無所爲主不可屬左不可屬右受氣於兩岐之間隨所得駁氣之輕重而成形故所兼之形有不可得而同也餘論

胎自墮論

陽施陰化胎孕乃成血氣虛損不足榮養其胎自墮譬如枝枯則果落藤萎則花墜或勞恐傷情內火便起亦能墮胎譬如風撼其木人折其枝也火能消物造化自然病源乃謂風冷傷於子臟而墮此未得病

情者也予見賈氏婦但有孕至三箇月左右必墮其脉左手大而無力重則濇知其血少也以其妙年只補中氣使血自榮時初夏教以濃煎白朮湯下黄芩末一錢與數十貼得保全而生因思之墮於内熱而虚者於理爲多曰熱曰虚當分輕重蓋孕至三月上屬相火所以易墮不然何以黄芩熟艾阿膠等爲安胎妙藥耶見上

驗胎法

婦人經候三月驗胎用川芎生末空心濃湯調下一匙腹中微動是有胎

妊婦愛酸

懷孕愛物乃一臟之虚假如肝臟虚其肝氣止能養

胎無餘用也不能榮肝肝虛故愛酸物

論婦人服熱劑求子

肥盛婦人不能孕育者以其身中脂膜閉塞子宮而致經事不行可用導痰湯之類瘦怯婦人不能孕育者以子宮無血精氣不聚故也可用四物湯養血養陰等藥余姪女形氣俱實以得子之遲服神仙聚寶丹背上發癰疽證候甚危予診其脉散大而濇急以加減四物湯百餘貼補其陰血幸其質厚易於收救質之薄者悔將何及

妊娠思水

丹溪之次女形瘦性急體本有熱懷孕三月當盛夏渴思水因與四物湯加黄芩陳皮生甘草木通數貼

而安其後得子二歲頓有疹瘄蓋孕中藥少胎毒未消若生瘡疥病自已已而果然並治法

論胎婦轉胞

丹溪曰轉胞病胎婦之稟受弱者憂悶多者性急躁者食味厚者大率有之古方皆用滑利疏導藥鮮有應效因思胞爲胎所墮展在一邊胞系了戾不通耳胎若舉起懸在中央胞系得疏水道自行然胎之墜下必有其由一日吳宅寵人患此脉之兩手似澀重取則弦然左手稍和予曰此得之憂患澀爲血少氣多弦爲有飲血少則胞弱而不能自舉氣多有飲中焦不清而溢則胞之所避而就下故墜遂以四物湯加參术半夏陳皮生甘草生薑空心飲隨以指探喉

中吋出藥汁俟少頃氣定又與一貼次早亦然如是與八貼而安此法未爲的確恐偶中耳後又歷用數人亦效未知果何如耶仲景云婦人本肥盛自舉身滿全羸瘦自舉中空滅胞系了戾亦致胞轉其義未詳必有能知之者餘論

轉胞小便閉

一婦人年四十歲懷姙九箇月轉胞小便不出三日矣下急脚腫不堪存活來告急丹溪往視之見其形悴脉之右澁而左稍和此必飽食而氣傷胎系弱不能自舉而下墜壓着膀胱轉在一偏氣急爲其所閉所以水竅不能出也轉胞之病大率如此丹溪遂製一方補血養氣既正胎系自舉而不下墜方有安之

之理遂作人參當歸身尾眞白芍藥白术帶白陳皮炙甘草半夏生薑濃煎湯與四貼任其呌噉至次早天明盡以四貼藥滓作一服煎强令頓飲之探喉令吐出此藥湯小便立通皆黑水後遂以此方加大腹皮枳殻青葱葉縮砂仁與作廿貼服之以防產前產後之虚果得就蓐平安產後亦徤

姙娠發癇

丹溪治一婦懷姙六月發癇手足揚直面紫黑色合眼涎出昏憒不省人事半時而省醫與鎭靈丹五十餘貼其疾時作時止並無減證直至臨產方自愈產一女蓐中子母皆安次年其夫疑其丹毒必發求診治浮取弦重取濇按至骨則沉實帶數時正二月因

未見癇發證狀未敢與藥意其舊年癇發時乃是五月欲待其時度此疾必作當諦審施治至五月半後其疾果作皆是巳午兩時遂教以防風通聖散自製生用甘草中加桃仁多紅花少或服或吐至四劑疾漸疏而輕發爲疥而愈

懷胎惡阻

一婦人年近三十懷孕兩月病嘔吐頭眩自覺不可禁持以人參白术川芎陳皮茯苓之藥五七日愈覺沉重召丹溪脉之脉弦左爲甚而且弱丹溪曰此是惡阻病必怒氣所激問之果然肝氣既逆又挾胎氣參术之補大非所宜教以只用茯苓湯下抑青丸二十四粒五貼自覺稍安診其脉畧有數狀自言口乾

苦稍食些少粥則口酸丹溪以爲膈間滯氣未盡行教以川芎陳皮山梔生薑茯苓煎湯下抑青丸十五粒十餘貼餘證皆平食及常時之半食後覺易饑丹溪謂肝熱未平又以白湯下抑青丸二十丸至二十貼而安丹溪後因過其家又脉之見其脉兩手雖平和而左手弱甚此胎必墮此時肝氣既平參术可用矣遂以始之參术等兼補之預防墮胎巳後之虚服之一月其胎自墮却得平穩無事並醫案

落胎後厥逆

婦人墮胎後手足厥逆鍼肩井立愈銅人經

應鍼落孕

昔宋太子性善醫書出苑見一有孕婦人太子自爲

診之是一女令徐文伯亦診之乃一男一女太子性急欲剖腹視之文伯曰請鍼之令落於是瀉足三陰交補手陽明合谷胎應鍼而落果如文伯之言南史

子腫

元豐中淮南陳景初名醫也獨有方論治姙婦子腫病其方初謂之香附散李伯時易名曰天仙藤散王荆公居金陵舉家病以詩贈景初曰舉族貧兼病煩君藥石功到家何所寄一問征鴻因此見方得於李伯時家傳方録於臨川張右丞宅

子懸

丁未六月間羅新恩孺人黄氏有孕七箇月遠出而歸忽然胎上衝心而痛坐臥不安兩醫治之無效遂

說胎已死矣用草麻子去皮研爛加麝香調貼臍中以下之命在垂垂召臨川陳良甫診視兩尺脈沉絕他脉平和良甫問二醫者曰契兄作何證治之答曰死胎也何以知之答云兩尺脉絕以此知之良甫問之曰此說出在何經二醫無答遂問良甫曰門下作何證治之良甫答曰此子懸也若是胎死却有辨處夫面赤舌青者子死母活面青舌赤吐沫者母死子活唇口俱青者母子俱死是其驗也今面色不赤舌色不青其子未死其證不安衝心而痛是胎上逼心謂之子懸宜服紫蘇飲子治藥十服而胎近下矣

察色驗子死

繆宅厥息孺人杜氏生産不下坐婆魂童救療皆無

故召僕診之僕曰産前脉不可考但當察色而知之遂揭帳明燭以察之其面色赤舌色青見此色者知胎已死母却無憂矣或問曰何以知之予答曰面赤舌青者子死母活明矣躬自合至寶丹二粒服之胎即落矣以此見古人處方神速

姙婦瘧疾

僕嘗治一姙婦六七箇月而病瘧疾先寒後熱六脉浮緊衆醫用柴胡桂枝無效僕言此疾非常山不愈衆醫不肯因循數日病甚無計黽勉聽僕治之遂用七寶散一服愈

姙娠臟燥悲傷

鄉先生鄭虎卿内人黄氏姙娠四五箇月遇晝則慘

慽悲傷涙下數欠如有所憑醫與巫者兼治皆無益陳良甫時年十四正在齋中習業見說此證而虎卿皇皇無計良甫遂告之管先生伯同說先人曾說此證名曰臓燥悲傷非大棗湯不愈虎卿借方看之甚喜對證笑而治藥一投而愈矣並良方

孕婦便結

戴人過東杞一婦人病大便燥結小便淋瀝半生不娠惟常服疏導之藥則大便通利暫廢藥則結滯忽得孕至四五月間醫者禁疏導之藥大便依常爲難臨圊則力努爲之胎墜凡如此胎墜者三又孕已經三四月弦望前後溲溺結澀甘分胎殞乃訪戴人戴人診其兩手脉俱滑大脉雖滑大以其且妊不敢陡

攻遂以食療之用花减煮菠薐葵菜以車前子苗作茹雜猪羊血作羹食之半載居然生子其婦燥病方愈戴人曰余屢見孕婦利膿血下迫極努損胎但同前法治之愈者莫知其數也爲醫拘常禁不能變通非醫也奈舉世識醫者鮮是難說也

妊娠下血

劉先生妻有娠半年因傷損腰痛下血乞藥於戴人戴人授之以三和湯一名玉燭散承氣湯四物湯對停加朴硝煎之下數行痛如拉枯下血亦止此法可與智識高明者言膏粱之家慎勿舉似非徒駭之抑又謗之嗚呼正道難行正法難用古今皆然

孕作病治

一婦人年四十餘得孕自以爲年衰多病故疾復作以告醫氏醫者不察加燔鍼於臍兩旁又以毒藥攻磨轉轉腹痛食減形羸已在牀枕來問戴人戴人診其脉曰六脉皆平惟右尺洪大有力此孕脉也兼擇食爲孕無疑左右皆笑之不數月生一女子兩目下各有燔鍼痕幾喪其明凡治病婦當先問娠不可倉卒

是胎非積

翁王之妻病臍下積塊嘔食面黄肌瘦而不月或謂之乾血氣治之無效戴人見之曰孕也其人不信再三求治于戴人與之平藥以應其意終不肯下毒藥後月到果胎也人問何以別之戴人曰尺脉洪大也

素問陰陽別論所謂陰搏陽別之脉並儒門事親

孕婦有病毒之無損

東垣曰一婦人重身五六月冬至日因祭祀而哭動口吸風寒忽病心痛不可忍渾身冷氣欲絕求治於予料之曰此乃客寒犯胃故胃脘當心而痛急與麻黄草荳蔻半夏乾生薑炙甘草益智仁之類治之或曰半夏有小毒重身婦人服之可乎予曰不可或曰不可而用之何如予曰乃有故而用也故麻黄半夏生薑之辛熱以散風寒尚不能收全功何暇損胎乎内經曰婦人重身毒之何如岐伯曰有故無殞亦無殞也大積大聚其可犯也衰其太半而止過則死矣投之病良愈而胎亦無殞

腎中伏火得子致夭

李和叔問東垣先生曰予中年以來得一子至一歲後身生紅絲瘤不救後三四子至一二歲皆病瘤而死何緣至此翌日思之謂曰汝乃腎中伏火精氣中多有紅絲以氣相傳生子故有此疾俗名胎瘤是也汝試視之果如其言遂以滋腎丸數服以瀉腎中火邪補真陰不足忌酒辛熱之物其妻與六味地黄丸以養陰血受胎五月後以黄芩白术二味作散啖五七服後生子至三歲前證不復作今已年壯並試效方

胎死喘迫

帥府經歷哈散侍人病喘不得臥老醫製麻黄之劑以散其肺邪滄洲翁呂元膺後至診之脉口盛人迎

一倍厥陰弦動而疾兩尺俱短而離經因告之曰病蓋得之毒藥動血以致胎死不下奔迫而上衝非風寒作喘也乃用催生湯倍芎歸煑二三升服之夜半果下一死兒喘止哈散密囑曰病妾誠有懐以室人見嫉故藥去之衆人所不知也老醫聞之慚而去九靈山房集

妊娠下利

三寶廉使仲子之妻泰不花尚書妹也病滯下晝夜五七十起後重下迫且娠九月衆醫率爲清暑散滯痛苦尤甚滑伯仁且至診視曰須下去滯衆以娠不肯伯仁曰素問有云有故無殞亦無殞也動即正產乃以消滯導氣丸藥進之得順利再進滯去繼以清

暑利洩苦堅之劑病愈而孕果不動足月乃產

妊婦痰嗽

尹安卿妻妊五月病欬痰氣逆惡寒咽膈不利不嗜食者浹旬招滑伯仁診視其脈浮弦形體清癯伯仁曰此上受風寒也越人云形寒飲冷則傷肺投以辛溫之劑與之致津液開腠理散風寒而嗽自安並白雲集

難產論

丹溪曰世之難產者往往見於鬱悶安逸之人富貴奉養之家若貧賤辛苦者無有也方書止有瘦胎飲一論而其方爲湖陽公主而作也實非極至之言何者見有此方其難自若予族妹苦於難產後遇胎孕則觸而去之予甚憫焉視其形肥而勤於女工構思

旬日忽自悟曰此正與湖陽公主相反彼奉養之人其氣必實耗其氣使和平故易産今形肥知其氣虚久坐知其不運而其氣愈弱兒在胞胎因母氣不能自運耳當補其母之氣則兒健而易産令其有孕至五六箇月來報遂於大全良方紫蘇飲加補氣藥與十數貼因得男而甚快後遂以此方隨母之形色性稟參以時令加減與之無不應者因名其方曰達生散云餘論

氣結難産

曾有一婦人累日産不下服催生藥不驗許學士曰此必坐草太早心懷一點懼氣結而不行然非順不順也素問云恐則氣下蓋恐則精却却則上焦閉閉

則氣還還則下焦脹氣乃不行矣得紫蘇飲一服便產本事方

盤腸產

趙都運恭人每臨產則子腸先出然後產子產子之後其腸不收甚以爲苦名曰盤腸產醫不能療偶在建昌得一坐婆施一法而收之其法遇產後子腸不收之時以醋半盞新汲冷水七分碗調停噀產婦面每一噀一縮三噀收盡此良法也後學不可不知良方

按危氏云俗用冷水噀產毋面其腸自收此法虛弱之人切不可用恐驚怯成病或卽脫絕舊法以萆麻子四十九粒研爛塗腦頂自然收上如收上卽以水洗去頂上萆麻又有久而其腸爲風吹乾

不能收者以磨刀水少許火上温過以潤其腸煎好磁石湯一盃令產母服其腸自收矣

腹中兒啼

兒在腹中哭用多年空屋下鼠穴中土一塊令產母噙之即止又方川黃連濃煎汁母呷之

催生方

產婦坐草時取路傍舊草鞋一隻用鼻絡小耳繩燒灰温酒調服如得左足者男右足者女覆者兒死側者有驚自然理也似非切要之藥催生極驗並得效方

產後門

胞衣不下

陳良甫云有一親戚婦人產後胞衣不下血脹迷悶

不記人事告之日死矣僕日某收得趙大觀文局中眞花蕋石散在笥中設以一貼贈之以童便調灌藥下即甦胞衣與惡物旋即隨下乘輿無恙

產後譫語

五年洪運使天錫子舍孺人產後語言顛倒譫語不巳如有神靈服諸藥無效召余診之六脉和平僕以奪命散兩服而愈並良方

產後昏沉爲火所逼

許學士云記一婦人產後護密閤内更生火睡久及醒則昏昏如醉不省人事其家驚惶許用荊芥佐以交加散云服之即睡睡中必以左手搔頭覺必醒矣本事方

產後暴卒

有貴人内子產後暴卒急呼其母爲辦後事母至爲灸會陰及三陰交各數壯而蘇母蓋名醫女也

血暈

產後血暈寒熱往來或血搶心惡疾也予閲食療本草見有用鹿角燒爲末酒調服日夜數服驗者偶家有婦人患此令服此神效因教他人婦服皆驗但以產後未可飲酒以童子小便調服爾最忌服利藥並資生經

產前病喘產後血逆

武安胡產之妻臨月病喘以凉膈散二兩四物湯二兩朴硝一兩分作二服煎令冷服之一服病減太半

次又服之病全效既產之後第六日血迷又用涼膈散二兩四物湯三兩朴硝一兩都作一服大下紫黑水其人至今肥徤戴人常曰孕婦有病當十月九月朴硝無礙八月者當忌之七月却無妨謂陽月也十月者已成形矣儒門事親

產後發熱用藥可否論

丹溪云產後大發熱必用乾薑輕用茯苓淡滲其熱一應苦寒發表之藥皆不可用產後纔見身大熱不可發表或曰大熱而用乾薑何也曰此熱非有餘之邪乃陰虛生內熱耳故以補陰藥大劑補之而乾薑能入肺利肺氣入氣分引血藥生血然不可獨用必與補陰藥同用此造化自然之妙非天下之至神其

孰能與于此

産後大便泄小便閉

一婦人年十八難産七日後産大便洩口渴氣喘面紅有紫班小腹脹痛小便不通用牛膝桃仁當歸紅花木通滑石甘草白朮陳皮茯苓煎湯調益母膏不減後以杜牛膝煎濃膏一椀飲之至一更許大利下血一椀小便通而愈

産後中風禁作風治

産後中風切不可作風治而用小續命湯必須大補氣血然後治痰當以左右手脉分其氣血多少治之

産後慎用黑神散并肉食

至哉坤元萬物資生理之常也初産之婦好血未必

虧汚血未必積臟腑未必寒何以藥爲起居勤加調護何病之有或他有病當求起病之因在何經氣病治氣血病治血何局方不審而製黑神散之方哉予每見產婦之無疾者必教以却去黑神散與夫雞子火鹽諸般肉食且與白粥調理間以些少石首魚煑令甘淡食之至一月後方與少肉雞子亦須豁開煑之大能養胃却疾

產後治法

產後當大補氣血雖有雜證以末治之及一切病不可發表或發熱惡寒皆是血氣虛病左手脉不足補血藥多於補氣藥右手脉不足補氣藥多於補血藥又曰惡寒發熱腹痛者當去惡血產後如用四物湯

不可用白芍藥以其酸寒伐生發之氣故也如壯盛者亦可用之

兒枕痛

治婦人兒枕痛濃煎糖毬子入沙糖調服立效

下死胎及胞衣

下死胎及生子後胞衣未下麝香半錢官桂末三錢溫酒調下須臾如手推出並心法

子宮不收

一婦人產後有物不上如衣裾醫不能喻丹溪曰子宮也氣血虛故隨子而下即與黃芪當歸之劑而加升麻舉之仍用皮工之法以五倍子作湯洗濯皺其皮少頃子宮上丹溪慰之曰三年後可再生兒無憂

也如之九靈山房集

產前受濕產後發搐

盛婦人年三十餘正月間新產左腿右手發搐氣喘不得眠口鼻面部黑氣起診其脉浮弦而沉濇右手爲甚予意其脾受濕證遂問懷胎時曾大渴思水否彼云懷胎三箇月時嘗喜羹湯茶水遂以黃芩荊芥木香滑石白朮檳榔陳皮蒼朮甘草芍藥至四服後加桃仁又四服後漉漉有聲臟腑大下視之皆如水晶塊大者如雞子黃小者如科斗數十枚遂搐定喘止遂於前藥中去荊芥檳榔滑石加當歸身茯苓與調理血脉服至十貼遂安

分娩暈厥

一婦人年三十餘面白形長心中常有不平事忽半夜誕子纔分娩便暈厥不知人遂急於氣海灼艾十五壯而蘇後與參朮等藥兩月而安並醫案

新產熱入血室

胡茂林子婦魏仲彬妹也新產二日惡露不行臍腹痛頭疼身寒熱當隆冬時衆醫皆以感寒溫以薑附益大熱手足搐搦語譫目竄仲彬固邀滑伯仁往診脉弦而洪數面赤目閉語喃喃不可辯舌黑如炲燥無津潤胷腹按之不勝手蓋燥劑搏其血內熱而風生血蓄而爲痛也伯仁曰此產後熱入血室因而生風卽先爲清熱降火治風凉血兩服頗爽繼以琥珀牛黃等稍解人事後以張從正三和散行血破瘀三

四服惡露大下如初時產巳十日矣於是諸證悉除　白雲集

收產傷胎戒

一孕婦年二十餘臨產召穩媼三人其二媼極拽婦之臂其一媼頭抵婦之腹更以兩手扳其腰極力爲之胎死于腹良久乃下兒亦如血乃穩媼殺之也豈知瓜熟自落何必如此乎其婦因茲經脉斷閉腹如刀剜大渴不止小溲閉絶主病者禁水不與飲口舌枯燥牙齒黧黑臭不可聞食飲不下昏憒欲死戴人先以冰雪水恣意飲之約二升許痛緩渴止次以舟車丸通經散前後五六服下數十行食大進仍以桂苓甘露散六一散柴胡飲子等半月調之獲安

醫説續編卷第十七

崑山　周恭　輯

小兒門　驚風

驚風治法

老醫嘗言小兒童搐多是熱證若先便用驚風藥白附子全蝎僵蠶便是壞證後有醫幼科驚藥只用導赤散加地黄防風進三服導去心經邪熱其搐便止次服寧神膏神效

癇發陰雨

一女子八歲病癇陰雨則作遇驚亦作口出涎沫聲似羊鳴予視之曰此胎受驚也其病深痼調治半年病亦可安仍須淡味以佐藥功與燒丹丸繼以四物

湯入黄連生甘草隨時令加減半年而安並治法

預說驚疾

廣親宅七太尉方七歲潮熱數日欲愈錢仲陽謂其父二大王曰七使潮熱將安八使預防驚搐王怒曰但使七使愈勿言八使病錢曰過來日午間即無苦也次日午間果作搐急召仲陽治之三日而愈蓋預見八使目直視而顋赤必肝心俱熱更坐石杌子乃欲冷此熱甚也肌膚素肥盛脉又急促故必驚搐所言午時者自寅至午皆心肝用事時治之瀉心補肝腎自安矣錢氏方

瘛瘲

元豐中皇子儀國公病瘛瘲國醫未能治長公主朝

因言錢乙起草野有異能立召入進黃土湯而愈神宗皇帝召見褒諭因問黃土所以愈疾狀乙對曰以土伏水水得其平則風自止且諸醫所治垂愈小臣適當其時惟陛下加察天子悦其對擢太醫丞賜紫衣金魚宋史

陰癇懷病

錢仲陽曰東都王氏子吐瀉諸醫用藥下之至虛變慢驚其候睡露睛手足瘛瘲而身冷余曰此慢驚也與括蔞湯其子胃氣實即開目而身溫王疑其子不大小便令諸醫以藥利之醫留八正散等數服不利而身復冷令予利小便予曰不當利小便利之必身冷王曰巳身冷矣因抱出予曰不能食而胃中虛若

利大小便即死矣今脾腎俱虛當身冷而目閉幸胎氣實而難衰也予用益黃散史君子丸四服令微飲食至日午果能飲食所以然者謂利大小便脾胃虛寒當補脾不可別攻也後又不語諸醫作失音治之予曰既失音何開目而能飲食又牙不噤而口不緊也諸醫不能曉予以地黃丸補腎所以然者用凉藥利小便致脾腎俱虛今脾已實腎尚虛故補腎必安治之半月能言一月而痊

潮熱發搐問難

皇都徐氏子三歲病潮熱每日西則發搐而目微斜身微熱及露睛四肢冷而喘大便微黃錢仲暘與李醫同治錢問李曰病何搐李曰有風錢曰何身熱微

温李曰四肢所作錢曰何目斜睛露李曰搐則目斜錢曰何四肢冷李曰外冷必内熱錢曰何喘李曰搐之甚也錢曰何以治之李曰青金丹鼻中灌之必搐止錢又問曰既謂風病温壯搐引目斜露睛内熱肢冷反搐甚而喘併以何藥治之李曰皆此藥也錢曰不然搐者肝實也故令搐日西而身微熱者肺潮熱用事肺王身温且熱者爲肺虚所以目微斜露睛者肝肺相勝也肢冷者脾虚也肺若虚甚母脾亦弱木氣乘脾四肢卽冷治之當先用益黄散阿膠散得脾虚證退後以瀉青丸導赤散凉驚丸治之後九日愈

搐別真假

李司户孫病生百日發搐三五次請衆醫治或作天

弔或作胎驚或作驚癎皆無應者後錢仲暘用大青膏如小豈許作一服發之復與塗顖法封之及浴體法三日而愈何以然嬰兒初生肌骨嫩怯被風傷之子不能任故發搐頻發者輕何者客風在內每遇不任卽搐搐稀者是內臟發病不可救也頻搐者宜散風冷故用大青膏不可多服蓋兒至小易虛易實多卽生熱故止一服而已更當封顖浴體無不效者

發搐逆順

李寺丞子三歲病搐自卯至巳數醫不治後召錢仲暘治之其搐目右視大呌哭李曰何以搐右錢曰逆也李曰何以逆錢曰男爲陽而本發左女爲陰而本發右若男目左視發搐時無聲右視有聲女發時右

視無聲左視有聲所以然者左肝右肺肝木肺金男目右視肺勝肝也金來刑木二臟相戰故有聲也治之瀉其強而補其弱心實者亦當瀉之肺虛不可瀉肺虛之候悶亂哽氣長出氣此病男反女故男易治於女也假令女發搐目左視肺之勝肝又病在秋即肺兼旺位肝不爲任故叫哭當大瀉其肺然後治心續肝所以俱言目反右視者乃肝主目也凡搐者風熱相搏於内風屬肝故引見之於目也錢用瀉肺湯瀉之二日不悶亂當知肺病退後用地黄丸補腎三服後用瀉青丸凉驚丸各二服凡用瀉心肝藥五日方愈不妄治也又言肺虛不大瀉者何也曰設令男目右視木反尅金肝旺勝肺而但瀉肝若更病在春

夏金氣極衰故當補其肺慎勿瀉也並錢氏方

寒痰作搐

太師賈平章子宣機三歲頭熱目赤痰喘不已一醫言風熱盛痰涎作陳文中曰因脾肺虛而風冷寒痰所作又一醫言熱即生風冷即生氣文中曰不然三冬盛寒冷則生風九夏炎熱熱則生氣蓋風者百病之長也若寒得之而謂之風寒若熱得之而謂之風熱若燥得之而謂之風燥若濕得之而謂之風濕此非獨熱而生風也如暗風破傷風臍風慢驚風急驚風及風癇驚癇食癇等證而皆作搐非但熱而生風也宜機病始因頭熱目赤便以凉藥餌之致凉寒氣客於喉嚨之間與津液相搏又生痰喘證其喉嚨中

寒痰冷氣壅塞不通故頭熱目赤無由得愈治法當斡去喉嚨中寒痰令氣得通其病可愈遂投芎蝎散一服用手斡去寒痰涎四五口次以油珠膏一服而愈

風痰搐搦

尚書洪端明子始生未及三箇月腹脹滿足肚冷顋門高急上氣涎潮四肢搐搦同坐衆官皆言死證洪公曰我在前死了七八箇兒子皆是這般證候此兒子足見難醫枉廢生受亦不召醫視之或告陳文中因往視而謂之曰小官人此證候不死尚可救治運使曰此兒必死毋勞用計衆官皆喜陳君高明既有救療之心運使從詵乃用油珠膏一服次用長生丸

一服便下黃稠粘涎約半盞內有白妳塊如小荳大十餘塊是風痰結聚乳妳一倂便下後用前胡厚朴散加附子兩片二服而愈

驚痰作搐

淮西戴運使小娘子始生周歲腹中氣響痰涎壅閉手足抽掣欲與芎蝎散斡取痰涎運使曰兒子小難依此施治陳文中曰前制參劉菊坡小兒始生五箇月因作搐乃服芎蝎散斡去痰涎次服油珠膏卽愈菊坡贈一跋于卷末今運使小娘子因驚嚇蓄冷氣於喉靨間傳入肝膽其氣上不能升下不能降血氣不能流轉故痰涎壅閉而作搐也若不依此施治必不起遂以芎蝎散一服用手法斡去喉靨間寒痰約

半盞次用油珠膏二服後用補脾益真湯三服再用前胡厚朴散長生丸各二服而愈並病源方論

調理驚搐

張戴人常曰小兒風熱驚搐乃常病也當搐時切戒把捉手足握持太急必半身不遂也氣血偏勝必痺其一臂漸成細瘦至老難治當其搐時置一竹簟鋪之凉地使小兒寢其上待其搐時風力行遍經絡盛極自止不至傷人

手足搐搦

李氏一小兒病手足搐搦以示戴人戴人曰心火勝也勿持捉其手當從搐搦此由乳母保抱太極所致乃令掃淨地以水灑之乾令復灑之令極濕俛臥兒

于地上良久渾身轉側泥泥皆滿仍以水洗之少頃而差並儒門事親

驚癇治驗

羅謙甫曰魏敬甫之子四歲一長老摩頂授記衆僧念呪因而大恐遂驚搐痰涎壅塞目多白睛項背强急喉有聲一時許方省後每見衣皂之人輒發多服珠犀龍腦鎮墜之藥四十餘日前證仍在又添行步動作神思如痴命予治之診其脉沉弦而急黃帝鍼經云心脉滿大癇瘛筋攣又肝脉小急癇瘛筋攣蓋小兒血氣未定神氣尚弱因而驚恐神無所依又動於肝肝主筋故癇瘛筋攣病久氣弱小兒易爲虛實多服鎮墜涼寒之藥復損其氣故行步動作如痴内

經云暴攣癇眩足不任身取天柱穴者是也天柱穴乃足太陽之脉所發陽蹻附而行也又曰癲癇瘛瘲不知所苦兩蹻主之男陽女陰潔古老人云晝發取陽蹻申脉夜發取陰蹻照海先各灸二七壯陽蹻申脉穴在外踝下容爪甲白肉際陷中陰蹻照海穴在足內踝下陷中是也次以沉香天麻湯服三劑而愈

素問舉痛論云恐則氣下精竭而上焦閉又曰從下上者引而去之以羌活獨活苦温味之薄者陰中之陽引氣上行又入太陽之經爲引用故以爲君天麻防風辛温以散之當歸甘草辛甘温以補氣血不足又養胃氣故以爲臣黑附川烏益智大辛温行陽退陰又治客寒傷胃腎主五液入脾爲涎以生薑半夏

燥濕化痰十劑云重可去怯以沉香辛溫體重清氣去怯安神故以爲使氣味相合升陽補胃恐怯之氣自得而平矣寶鑑

乳搐心病瘖

昔臨安李立之者以小兒科擅名一時有嬰兒忽病瘖求治之立之令人乘高撲之地下以一衾盛之兒不覺大驚遂發聲能言問之曰此乳搐心也非藥所能療此活法之醫也

驚風後病脾約

總管楊侯幼子四歲臘月得患驚風搐掣諸醫調治前證俱解但神昏不食四肢微冷已五日矣前醫用醒脾助陽之藥不一而召育溪曾世榮診六脉獨脾

脉沉滑餘脉微緩脾脉沉而滑者此積藴在脾乃爲
脾約當主大便不利非陰厥也彼曰然遂用瀉黄散
加大黄水煎併三服大腑一通神氣清而飲食進隨
獲安可此隆冬用大黄之功也用藥如用兵當用豈
容自已如五月渡瀘雪夜平蔡何待秋高馬肥而後
爲之若拘以四時取用則兵藥無成功矣

手足瘈縮因暑傷風

衢州萬户張侯寓屯田日長子三歲六月得患不語
手足瘈縮已經二旬命曾世榮至彼諸醫議論不一
觀外形面垢有熱氣促流涎口眼喎斜不省人事欠
則手足俱冷而瘈縮身背反張診六脉沉按而緊獨
心肝脉虚而細數餘脉緩弱世榮曰面垢色脉細數

此因中暑感風前賢所謂暑風者是也手足冷縮而不伸或服凉劑太過寒之使然若手足温其效自速世榮以治暑法分陰陽順中氣五苓散加寛氣飲薑汁沸湯調下三服其證稍慢次踈風和榮衛百解散加荆芥人參當歸水薑煎投隨以温灰湯澆洗手足藥一服洗一次至八九次手足温則血活活則筋舒舒則手足運動如常餘熱未除消暑清心飲主之聲音不全二聖散取效調理惟用萬安飲恰九日前證俱减張侯曰此子更生端藉藥力不敢忘也因筆漫記後有是證倣此活人亦方便心矣

塗中救驚風

大德戊戌夏世榮曾先生因幹出郭至五里外有夫

婦二人抱子而哭於道旁問之答曰入城探親三歲孩兒忽得驚風不省人事觀其面青黯色目閉神昏診之六脉全無按太衝脉沉而微有世榮顧謂曰毋慮此子可救且左右竟無人家遂於路側拾得破椀半邊有薑小塊細嚼捻汁碗中用五苓散蘇合香丸寛氣飲澆水調和灌下十數次漸覺氣回聲出目開自此蘇醒謾附卷末同志鑒之幼幼心書

五苓散療驚風

衢州同知胡省齋因其子驚風曾世榮治之愈省齋問之曰五苓散何以愈斯疾乎世榮曰此劑内用茯苓可以安此心之神用澤瀉導小便小腸利而心氣通木得桂而枯足能抑肝之氣而風自止所以多療

驚風施之他證亦皆有說省齋深然之此其善用五苓散者歟見上

吐瀉門

虛滑食㑊

有小兒病虛滑食畧化大便日十餘次四肢柴瘦腹大食訖又饑此疾正是大腸遺熱於胃善食而瘦又謂之食㑊者時五六月閒脉洪大按之則絕令六脉既單洪則夏之氣獨然按之絕則無胃氣也經曰夏脉洪洪多胃氣少曰病但洪無胃氣曰死夏以胃氣爲本治療過於失時不逾旬果卒衍義

吐瀉爭工

廣親北宅四大王宮五太尉病吐瀉不止米穀不化

泉醫用補藥以薑汁調服之六月中服温藥一日而加喘吐不定錢仲陽曰當以涼藥治之所以然者謂傷熱在内也用石膏湯三服併服之泉醫皆言吐瀉多而米穀又不化當補脾何以用涼藥王信泉醫又用補脾散丁香散三服錢後至曰不可服此三日外必腹滿身熱飲水吐逆三日外一如所言所以然者謂六月熱甚伏入腹中而令引熱飲傷脾胃即大吐瀉他醫又行温藥即上焦亦熱故喘而引飲三日當死泉醫不能治復召錢至宮中見有熱證以白虎湯三服更以白餅子下之一日減藥二分二日三日又與白虎湯二服四日用石膏湯一服旋新合麥門冬黄芩腦子牛黄天竺黄茯苓以硃砂爲衣與五丸竹

葉湯化下熱退而安

吐瀉問難

廣親宮七太尉七歲病吐瀉是時七月其證全不食而昏睡睡覺而悶亂哽氣乾嘔大便或有或無不渴衆醫作驚治之疑睡故也錢仲陽曰先補脾後退熱與史君子丸補脾退熱石膏湯次日以水銀硫黃二物末生薑水調下一字錢曰凡吐瀉五月内九分下而一分補八月内十分補而一分下此者是脾虛瀉醫妄治之至於虚損下之即死當只補脾若以史君子丸即緩錢又留温胃益脾藥止之（温胃理中丸　益脾益黃散）醫者李生曰何食而噦錢曰脾虛不能食津少即嘔逆李曰何瀉青褐水錢曰腸胃至虚冷極故也錢治而

愈

虚實下藥

馮承務子五歳吐瀉壯熱不思食錢仲陽曰目中黑睛少白睛多面色㿠白此子必多病面色㿠白神怯也黑睛少腎虚也黑睛屬水本怯而虚故多病也縱長成必肌膚不壯不奈寒暑易虚易實脾胃亦怯更不可縱恣酒慾若不保養不過壯年面上常無精神光澤者如婦人之失血也今吐利不食壯熱者傷食也不可下下之虚入肺則欬入心則驚入脾則瀉入腎則益虚此但以消積丸磨之爲微有食也如傷食甚則可下不下則成癖也實食在内乃可下之下畢補脾必愈隨其虚實無不效者

病篤决安

黄承務子二歲病瀉衆醫止轉十餘日其證便青白乳物不消身凉加哽氣昏睡醫謂病困篤錢仲暘先以益脾散三服補肺散三服三日身温而不哽氣後以白餅子微下之又以益脾散三服利止何以然利本脾虚傷食初不與大下措置十日上實下虚脾氣弱引肺亦虚補脾肺病退即身温不哽氣是也有所傷食仍下之也何不先下後補曰便青爲下藏冷先下必大虚先實脾肺下之則不虚而後更補也並錢氏方

血水痢

陳良甫云甲子夏秋間僕處一趙經略廳有姪孫年九歲病痢甚重召小方脉未至遂令僕診之六脉平

細以證觀之是血痢其實非也只是血水而已僕云記得調中湯治狀云夏月初秋忽有暴寒折於盛熱結於四肢則壯熱頭痛寒傷于胃則下痢或血或水或赤壯熱冥悶脉數宜服此遂合之去大黃服之而愈 良方

吐瀉發搐

韶州醫者劉從周論小兒吐瀉發搐覺有痰者但服五苓散入生薑半夏煎服吐了痰瀉亦止驚自退 百乙方

泄瀉灸百會

胡元望女生始六月病泄瀉不已滑伯仁與灸百會卽愈 白雲集

利下如雞黃

滁州趙使君云其女年甫周歲忽苦臟腑每所下如雞子黃者半盆許數日之間幾至百往漸作驚風證有一士大夫教以鍾乳粉二錢以棗肉和搜令取意食之不然以濃煎棗湯調鍾乳服亦可以兒小只用一錢巳平復矣傳方者云他日或作少瘡瘍不足慮兒子清老年三歲過鎮江時病久瀉危甚用此法服至半兩遂安亦不生瘡（是齋方）

疳蟲門

蟲痛決死

辛氏女年五歲病虫痛諸醫以巴漆硇砂之屬治之不效至五日外多哭而俛仰臥不安自按心腹時大

吽面無正色或青或黄或白目無睛光而慢唇白吐沫至六日胷高而臥不安錢乙詳而視之用蕪荑散三服見目不除青色錢曰此病大困若更加瀉則爲逆至次日錢見辛曰夜來三更而瀉於瀉盆中看如藥汁以杖攪之見有藥丸錢曰此子肌厚當氣實今證反虚不可治也何以然師曰脾虚胃冷則虫動今反目青此肝乘脾又脾加瀉知其氣極虚也而藥隨糞下即脾胃已脱兼形病不相應故知死病後五日昏篤七日而死

癖爲潮熱

曹宣德子三歲面黄時發寒熱不欲食而飲水及乳不止衆醫以爲潮熱用牛黄丸麝香丸不愈及以止

渴乾葛散服之反吐錢仲陽曰當下白餅子主之後補脾乃以消積丸磨之此癖也後果愈何以故不食但飲水者食伏脘內不能消致令發寒熱服止渴藥吐者藥衝脾故也（並錢氏方）

癖積治驗

元真定總管董公長孫年十一歲病癖積左脇下硬如覆手肚大青筋發熱肌熱咳嗽自汗日晡尤甚牙疳臭惡宣露出血四肢困倦飲食減少病甚危篤召劉仲安治之約百日可愈先以沉香海金砂丸一服下穢物兩三行次日合塌氣丸服之十日復以沉香海金砂丸再利之又令服塌氣丸如此互換服至月餘其癖減半未及百日良愈近年多有此疾愈之者

多録之以救將來之病者也寶鑑

疳蟲

一富家子十四歲面黄善啖易饑非肉不食泄瀉一月求丹溪朱先生治之兩手脉皆大怪其不甚疲倦以爲濕熱當困而食少今反形瘦而多食且不渴先生意其此必病虫作利也取大便視之果蟯虫所爲適欲往他處有一小兒醫在側教其用去虫藥治之禁其勿用去積藥約回還當爲一看診而病愈矣次年春夏之交復瀉不痛口乾先生曰此去年治虫而不治疳故也遂以去疳熱之劑濃煎白朮湯下之三日而瀉止半月後偶過其家見其子甚瘦教以用白术爲君芍藥爲臣川芎陳皮黄連胡黄連入少蘆薈

爲丸煎白术湯下之禁其勿食肉與甜物三年當自
愈醫案

疳證所因

潔古曰疳者小兒病癖或久吐瀉醫者妄投轉過之
藥小兒易爲虛實致之胃虛而亡失津液內發虛熱
外消肌肉一臟虛則諸臟皆弱其病目胞腫腹脹利
色無常漸加瘦悴久不瘥可是腸胃有風積法當用
宣風散導之後各依本臟補其母

疳羸

端午日取蝦蟆眉脂硃砂麝香爲丸如麻子大空心
乳汁下一丸加腦燒灰傅鼻中

腦疳眉痒

腦疳眉疳毛髮作穗而黄瘦鯽魚膽滴鼻中連三五日效

走馬疳

治走馬疳蚕退紙燒灰存性入麝香少許蜜和敷患處加白礬尤妙治法

外疳

疳在外鼻不赤爛自揉鼻頭上有瘡不着痂漸遶耳生瘡治鼻瘡爛蘭香散諸瘡白粉散治之錢氏方

欬嗽門

肺熱喘嗽

東都張氏孫九歲病肺熱他醫以珠犀龍麝生牛黄治之一月不愈其證喘嗽悶亂飲水不止食不能下

錢仲賜用史君子丸益黃散張曰本有熱何以又行温藥他醫用凉藥攻之一月尚無效錢曰凉藥久則胃寒不能食小兒虛不能食當補脾候飲食如故卽瀉肺經病愈矣服補脾藥二日其子欲飲食錢以瀉白散瀉肺遂愈七分張曰何以不虛錢曰先實其脾然後瀉肺故不虛也

嗽病决死

東都藥鋪杜氏有子五歲自十一月病嗽至三月未止始得嗽而吐痰乃外風寒搐入肺經令肺病嗽而吐痰風在肺中故也宜以麻黃輩發散後用凉藥壓之卽愈時醫與鐵粉丸半夏丸褊銀丸諸法下之其肺卽虛而嗽甚至春三月間尚未愈乃召錢仲賜視

之其候面青而光嗽而喘促哽氣又時長出氣錢曰病困十巳八九所以然者面青而光者肝氣旺也春三月者肝之位也肺衰之時也嗽者肺之病也肺自十一月至三月久卽虚痿又曾下之脾肺子母也復爲肝所勝此爲逆也故嗽而促哽氣長出氣也錢急與瀉青丸瀉之後與阿膠散實肺次日面青而不光錢又補肺而嗽如前又與瀉肝未巳而又加肺虚唇白如練錢曰此病必死不可治也何者肝大旺而肺虚絶肺病不得其時而肝勝之今三瀉肝而肝病不退三補肺而肺證猶虚此不久生故言死也此證病於秋者十救三四春夏者十難救一果大喘而死

痰嗽咯血補下不同

段齋郎子四歲病嗽身熱吐痰數日而咯血醫以桔梗湯及防已丸治之不愈其涎上攻吐喘不止請錢仲陽下褊銀丸一大服復以補肺散補脾散治之或問段氏子咯血肺虛何以下之曰肺雖咯血有熱故也久即虛痿今涎上潮而吐當下其涎若使不吐涎則非治也蓋吐涎能虛又生驚也痰實上攻亦使發搐故依法只宜下痰後補脾肺必涎止而吐愈若先補其肺爲逆先下其痰爲順先下後補爲良也

嗽病寒熱相反

東京轉運使李公孫八歲病嗽而胷滿短氣醫者言肺經有熱用竹葉湯牛黄膏各二服治之三日而加喘錢氏曰此肺氣不足復有寒邪即使喘滿當補肺

脾勿服凉藥李曰醫已用竹葉湯牛黄膏錢曰何治也醫曰退熱退涎錢曰何熱所作曰肺經熱而生嗽嗽久不除生涎錢曰本虚而風寒所作何熱也若作肺熱何不治其肺而反調心蓋竹葉湯牛黄膏治心藥也醫有慚色錢治愈

寒熱門

虚實熱證

朱監簿子五歲忽發熱醫曰此心熱也腮赤而唇紅煩躁引飲遂用牛黄丸三服以一物瀉心湯下之來日不愈反加無力而不能食又下之便利黄沫錢曰心經虚而有留熱在内被凉藥下之致此虚勞之病也錢先用白术散生胃中津液後以生犀散治之朱

曰大便黄沫如何曰胃氣正即瀉自止此虚熱也朱曰醫用瀉心湯如何錢曰瀉心湯者黄連一物耳黄連性寒多服則利脾胃也坐久衆醫至曰實熱錢曰虚熱若實熱何以瀉心湯下之不安又加面黄頰赤五心煩躁不食而引飲醫曰既虚熱何大便黄沫錢笑曰黄沫者服瀉心湯故也錢後以胡黄連治而愈

用藥識證 臟熱

鄭人齊郎中者家好收藥散施人其子忽臟熱齊自取青金膏三服併一服而餌之服畢至三更瀉五行其子困睡齊言睡多亦驚又與青金膏一服又瀉二行加口乾而身熱齊言尚有微熱未盡又與青金膏其妻曰用藥十餘行未安莫生病否召錢仲暘治之

錢曰已成虚羸先多煎白术散時時服之後用香瓜丸十三日而愈

胎熱

錢仲陽曰胎熱者生下有血氣時叫哭身熱如淡茶色目赤大便赤黄糞稠急食乳浴法主之並錢氏方

大寒證

東垣曰初冬一小兒二歲患大寒證明堂青脉額上青黑腦後青絡高起舌上白滑喉鳴而喘大便微青耳尖冷目中常常淚下仍多眵胷中不利卧而多驚無搐則寒以補陽湯熱服服藥之後添喜笑精神出氣和順乳食旺秘藏

小兒諸熱

夫潮熱者發歇有時或血氣盛實臟腑生熱或傷寒時疫觸受邪氣陰陽相勝也○驚熱者顛叫恍惚夜熱夕發旦止○餘熱者寒邪未盡或傳經之遺熱也○食熱者肚背先熱○疳熱者骨蒸盜汗○壯熱者熱一向不止錢氏云不已甚則發驚癇也○煩熱者心躁不安喘麄甚則發癇○積熱者頰赤口瘡下盛則腰腿癰腫表裏實則身熱便澀虛則汗下後仍熱也○風熱者汗出身熱呵欠面赤○虛熱者困倦少力其有久嗽久瀉久痢久血久瘧以致諸疾之後成者皆虛熱也○客熱者來去不定爲陽邪干於心也心受邪則熱形於額故先起頭面身熱多驚由眞氣虛而邪氣勝也○癖熱者涎嗽飲水由乳食不消伏

結於中致成癖塊也或痰嗽而驚或嘔逆不定日中嗞煎夜則啼叫乍熱乍凉如潮熱也○寒熱者如瘧狀陰陽相勝也先寒而後熱陽不足先熱而後寒陰不足寒多而熱少陰勝陽也熱多而寒少陽勝陰也寒熱相半陰陽交攻也○血熱者每日巳午間發熱遇夜則凉○疹熱者耳鼻尖冷

變蒸

夫變蒸者以長氣血也變者上氣蒸者體熱變蒸有輕重輕者體熱虛驚耳冷微汗唇中白泡狀如珠子重者寒熱脉亂腹疼啼叫不能乳食輒吐哯其輕者三日重者五日古法以黑散子紫丸子主之其有不熱不驚或無證候暗變者多矣蓋受胎氣壯實故也

全嬰方

變蒸身熱不同論

吳陵劉氏曰嘗考錢氏與寶鑑論變蒸互説差殊錢氏云一變腎二變膀胱三變心四變小腸五變肝六變膽七變肺八變大腸九變脾十變胃故稱水數一先變也寶鑑云初變肝二變肺三變心四變脾五變腎二者所論皆五行顛倒相生者却逢相尅相尅者又逢相生大抵陰陽造化相生者順相尅者逆變蒸者是長養血氣滋榮五臟相生之法此理昭然相生者有母子之道相尅者有夫婦之義相生所以相繼相尅所以相治原夫胎者得水火既濟陰陽造化五行相治而成形故始於腎氣之初生也小兒變蒸者

當陰陽升降從五臟相繼而成人故始於肝之初變也（玉機微義）

痘疹門

痘疹虛實用藥辨

凡治痘疹分氣虛血虛補之氣虛用（人參白术茯苓甘草加解毒藥）血虛用（四物湯加解毒藥酒炒黃連是解毒藥）但見紅點便忌（升麻葛根湯發得表虛也）吐瀉少食爲裏虛不吐瀉能食爲裏實裏實而補則結癰毒若陷伏倒靨灰白爲表虛或用（燒人中黃）張子和方黑陷甚者（燒人屎）紅活綻凸爲表實表實復用表藥則潰爛不結痂若吐瀉陷伏二者俱見爲表裏俱虛（治法）

痘瘡用熱藥之誤

丹溪曰從子六七歲時出痘身熱微渴自利一小方
脉視之用木香散每貼加丁香十粒煎予切疑焉觀
其出遲固因其自利而氣弱察其所下皆臭滯陳積
蓋因腸胃熱蒸而下也恐非有寒而虛遂急止之已
投一貼矣與黄連解毒湯加白术近十貼以解丁香
之熱利止痘亦出其後肌常有微熱而手足生癰癤
又與凉劑調補一月而安一人年十六七歲出痘瘡
發熱而昏倦目無視耳無聲兩手脉皆豁大而似數
知其爲勞傷矣時里中多發痘者雖不知人與藥則
飲與粥則食遂教與參芪歸术陳皮大料濃煎湯飲
之至三十貼痘始出又與一十貼濃胞成身無全膚
或曰病勢可畏何不用陳氏方治之予曰此但虛耳

無寒也又與前方至數十貼而安後詢其病因爲先
四五日恐有出痘之病遂極力樵採連日出汗甚多
若用陳氏全方寧無後悔至正甲申春陽氣早動邑
中痘瘡不越一家率與陳氏方童幼死者百餘人雖
曰天數吾恐人事亦或未盡也餘論

痘瘡後口噤强直

一男子二十餘患痘瘡靨謝後忽口噤不開四肢强
直不能屈時遶臍腹痛一陣則冷汗出如雨痛定則
汗止時作時止其脉極弦緊而急如直弦狀聞知此
子極勞苦意其因勞倦傷血山居多風寒乘虚而感
後因痘瘡其血愈虚當用温藥養血辛凉散風遂以
當歸身芍藥爲君川芎青皮釣藤爲臣白朮陳皮爲

佐甘草桂枝木香黃連爲使加以紅花煎服而愈醫案

瘡疹有誤

睦親宅一大王病瘡疹始用一李醫又召錢仲陽治之錢以抱龍丸三服李又以藥下之其疹稠密錢大驚曰若非轉下則爲逆病王曰李已用藥下之錢曰瘡疹始出未有他證不可下也但當用平和藥頻與乳食不受風冷可也如瘡疹三日不出或出不快卽微發之發之不出卽加藥加藥不出卽大發之如大發後身凉及脉平無證者卽瘡本稀不可更發也有大熱則當利小便小熱者當解毒若出快勿發勿下故止用抱龍丸治之瘡痂若起能食者大黃丸下之瀉一二行卽止今先下一日瘡疹未能出盡而稠密

甚則難治此誤也縱得安其病有三一者疥二者癰三者目赤李不能治經三日黑陷復召錢氏錢氏曰幸不發寒而病未困也遂用百祥丸爲藥以牛李膏爲助各一大服至五日間瘡復紅活七日而愈蓋黑者歸腎也腎旺勝脾土不尅水故脾虛寒戰則難治所以用百祥丸者以瀉膀胱之腑腑若不實臟自不盛也何以不瀉腎曰腎主虛不受瀉故二服不效卽加寒而死

熱傳瘡疹

四大王宮五太尉因墜鞦韆發驚搐醫以發熱治之不愈錢曰本急驚後生大熱當先退其熱以大黃丸玉露散惺惺丸加以牛黃龍麝解之不愈至三日肌

膚尚熱錢曰更二日不愈必發斑瘡蓋熱不能出也他醫初用藥發散發散入表表熱而斑生本初驚時當用利驚藥下之今發散乃逆也後二日果斑生以必勝散治之七日愈

瘡疹屬五臟

睦親宮十太尉病瘡疹衆醫治之王曰疹未出屬何臟腑一醫言胃氣熱一醫言傷寒不退一醫言在母腹中有毒錢仲陽曰若言胃熱何以乍凉乍熱若言母腹中毒發屬何臟也醫曰在脾胃錢曰既在脾胃何以驚悸醫無對錢曰夫胎在腹中月至六七則已成形食母穢液入兒五臟食至十月滿胃脘中至生之時口有不潔産母以手拭淨則無疾病俗以黄連

汁壓之方下臍糞及涎穢此亦母之不潔餘氣入兒臟中本先因微寒又遇風寒邪氣相搏而成瘡疹初欲病時先呵欠頓悶驚悸乍凉乍熱手足冷面腮燥赤欬嗽時嚏此五臟證具也呵欠頓悶肝也時發驚悸心也乍凉乍熱手足冷脾也面目腮頰赤嗽嚏肺也惟腎無候以在腑下不能食穢故也凡瘡疹乃五臟毒若出歸一證則肝水疱心斑脾疹肺膿疱惟腎不食毒穢而無諸毒瘡黑者屬腎由不慎風冷而不能食内虛故也又用抱龍丸數服愈以其别無他候故未發出則見五臟證已出則歸一臟也並錢氏方

咬牙寒戰

漣水軍都總轄李路分孫七歲痘瘡七日痒塌寒戰

咬牙飲水始召陳文中視之文中欲進異功散木香散路分畏藥熱不肯服文中曰其瘡痒塌寒戰咬牙飲水是脾胃肌肉虛也如與水飲則轉渴不已而死矣當用木香散異功散急救表裏三日各三服至十五日愈

表虛不長

前淮東運使洪中書子三歲痘瘡七日如穀粟中書曰如何細碎不長陳文中曰爲表虛不壯熱也可服異功散中書曰莫不太熱文中曰熱則氣血和暢自然出快以異功散加附子三片官桂半錢親煎與服至九日根窠紅滿光澤至十三日愈

誤食生冷

淮東制參喬宗丞子十三歲出疸瘡十一日誤食柑子因熱發痒渴陳曰柑子味酸收歛津液故發熱痒渴用人參麥門冬散三服愈

宣解之過

文中云淮東趙制幹子十五歲身壯熱哽氣醫謂傷食感應丸一服瀉二行仍壯熱哽氣又一醫言傷寒小柴胡湯加枳殼其身不壯熱口乾足冷予曰始初身壯熱哽氣便是疸瘡之證口乾足冷者感應丸瀉得裏虛也身不熱者柴胡解得表虛也若加喘渴則脾肺虛而不救矣以木香散加丁香官桂各半錢二日進五服第三日瘡出第七日成膿疱子微渴人參白术散一服又木香散一服十三日痂落而愈並病源方

論

論瘡疱屬熱偶得寒活

予和云近年予之莊鄰于蔡河來往之舟常艤於此一日舟師偶見敗蒲一束㳂流而下漸迫舟次似聞啼聲而微舟師疑其人也探而出之開視之驚見一兒四五歲許瘡疱周匝密不容隙兩目皎然饑而索食因以粥餌之舟師妻怒曰自家兒女多惹瘡疱倘傳染柰何私料此兒沿蔡河來其流緩必不遠持兒一鞋逆流而上徧河之人皆曰無此兒行且二十里至一村落舟師高唱曰有兒年狀如許不知誰氏瘡疱病死棄之河今復活矣聞酒邸中飲者諠譁有人出曰我某村某人也兒四五歲死於瘡疱舟師出其

鞋以示之其父泣曰眞吾兒也奔走來視驚見兒活大慟流涕拜謝舟師喜抱兒歸今二十餘歲矣此兒疱本死得水而生伏諗來者瘡疱之疾熱耶寒耶經曰諸痛痒瘡瘍皆屬心火啓玄子註云心寂則痛微心躁則痛甚百端之起皆自心生瘡疱之後豈有寒歟予承醫學於先人閱病多矣茍誣後人罪將安逃誠如此法則原上之丘以瘡疱而死者皆誤殺之也故療小兒惟錢仲陽書中可採者最多但其方爲闇孝忠所亂有識者宜擇而取之可也

疱後嘔吐

河間劉光濟之子纔二歲病疱後嘔吐發昏用丁香荳蔲之類不效適麻先生寄其家乃謂光濟曰余有

小方無毒人皆知之公肯從乎光濟曰先生之言必中於理何敢不從麻先生曰劉河間嘗言京膈散可治瘡疱張戴人用之如神況内經言少陽所至爲嘔涌少陽者相火也非寒也光濟欣然從之比日利二行適王德秀自外入聞其利之也乃曰瘡疱首尾不可下麻自悔其多言業又已然姑待之比至食時下黄涎一合日午問之兒已索遊於街矣並儒門事親

中和湯治痘瘡

萬世用云庚申春家有頑童僅十歲患痘瘡證適僕寓鄉之故廬會報亟歸視其疾不爲不緊且旁有煎炒油膩欲避莫能荷育溪療之恰七日瘡脹而光澤偶同舍又有動厠穢觸覺色黯而神昏大爲驚懼育

溪曰毋慮吾有除穢藥投之必安不數日果如其言遂拜更生因扣其所用何劑曰中和湯即十奇散加沉檀等劑而已餘無他巧

中暑出痘

衢陽侯自牧次子五歲盛夏泄瀉面垢煩渴耳尻冷驚悸召育溪曾世榮視診其心肝脈浮而洪大脾肺脈虛而細數世榮曰面垢渴瀉脈虛細數者此中暑也驚悸發熱耳尻俱冷肝心脈洪大者此痘瘡欲出也先服黃連香薷散解利暑毒續投陳氏異功散再加附子與之實脾二日瀉止三日瘡見不旬餘而全功此隆暑用附子之效也（並幼幼心書）

雜證門

治病有等自汗

張氏三子病大歲者汗遍身次者上至頂下至胷小者但額有汗衆醫以麥煎散治之不愈錢仲陽曰大者與香瓜丸次者與益脾散小者與石膏湯各五日而愈錢氏本方

風水

郾之營兵狄家小兒病風水諸醫用銀粉粉霜之藥小溲反澁飲食不進頭腫如腹四肢皆滿皴若水晶家人以爲危勉強求治于戴人戴人曰此證不與壯年同壯年病水者或因留飲及房室此小兒纔七歲乃風水證也宜出汗乃置燠室以屏帳遍遮之不令見火若內火見外火必昏憒也使大服胃風湯而浴

之浴訖以布衾重覆之凡三五重其汗如水腫乃減五分隔一二日乃依前治之汗出腫減七分乃二汗而全減尚未能食以檳榔丸調之兒已喜笑如常日矣

小兒悲哭不止

一小兒悲哭彌日不休兩手脉弦而緊戴人曰心火甚而乘肺肺不受其屈故哭肺主悲王太僕云心爍則痛甚故爍甚悲泣先令浴以温湯漬形以爲汗也肺主皮毛汗出則肺熱散矣浴止而啼亦止仍命服凉膈散加當歸桔梗以竹葉生薑朴硝同煎服瀉膈中之邪熱

兒寐不寤 乳母醉酒所致

陳州長吏一小兒病寐而不寤一日諸醫作睡驚治之或欲以艾火灸之或以大驚丸及水銀餅子治之其父曰此子平日無疢何驟有驚乎以子之病乃問於戴人戴人診其兩手脉皆平和戴人曰若驚風之脉當洪大而强今則平和非驚風也戴人竊問其乳母爾三日前曾飲酒否遽然笑曰夫人以煮酒見餉酒味香美三飲一盟而睡陳酒味甘而戀膈酒氣滿乳兒亦醉也乃用甘草乾葛葛花縮砂仁貫衆煎汁使啜之立醒並儒門事親

又

童芳仲幼女華病嗜卧頰赤而身不熱命小兒醫三四人療之皆以爲慢驚風屢進攻風之劑兼旬不愈

命呂元膺切其脉右關獨滑而數他部大小等而和因告童曰女無病關滑而有宿食意乳母致之乳母必嗜酒酒後輒乳故令女醉非風也及詰其内子李李曰乳母近掌酒庫鑰苟竊飲必任意潛使人視臥内有數空罌榻下翼日拘其鑰飲以枳椇葛花日二三服女起如常時 九靈山房集

小兒腹脹

東垣曰二月間有一小兒未滿一百日病腹脹二日大便一度瘦弱身黄色宜升陽氣滋血益血補血利大便蝎稍神麴末升麻當歸厚朴桃仁水煎食遠熱服 秘藏

胎毒生瘡

丹溪曰東陽張進士次子二歲滿頭有瘡一日瘡忽自平遂患痰喘予視之曰此胎毒也慎勿與解利藥衆皆愕然予又曰乃母孕時所喜何物張曰辛辣熱物是其所喜因口授一方用人參連翹川芎黄連生甘草陳皮芍藥木通濃煎沸湯入竹瀝與之數日而安或曰何以知之曰見其精神昏倦病受得深决無外感非胎毒而何（徐論）

誤治頭疼

元貞乙未春有王千戶來自廣西安船河下一子僅二周患頭疼服藥鍼灸不效召曾世榮以診視色脉俱好惟額上微紅以手法驗之大哭淚下其母怒而見給世榮亦置之勿論但究心以病爲事再問當時

得證之因千戸云初在靜江時大風吹蓬撲着便不快世榮曰此疾若令細揣頭上便知其證彼諾之遂遣家人出外探親其父自抱世榮揣之果有小篾簽刺在顖上皮下即蓬簽也以酥油潤透用鑷鑷取出痛定即安若以匹婦饒舌而退則及幼之心不溥矣後之醫流倘見嬰兒色脉好而病者用藥不應必有他故宜究心推原切勿拘泥可也幼幼心書

遍身如魚泡

小兒初生下遍身如魚泡又如水晶碎則成水流滲用蜜陀僧研絹羅内羅過乾摻仍服蘇合香丸

初生不飲乳

初生不飲乳及不小便用葱白一寸四破之以乳汁

銀石器煎灌之立效並得效方

醫說續編卷第十七

醫說續編卷第十八

崑山　周恭　輯

諸方門

醉仙散治大風證

胡麻仁　牛蒡子　蔓荊子　枸杞子已上四味各半兩同爲粗末炒紫色爲度　白蒺藜　苦參　瓜蔞根　防風已上四味各半兩生用

右八味同爲細末每一兩半入輕粉二錢拌勻大人用一錢空心日午臨臥各一服茶清下之服後五七日間先於齒縫中出臭涎水渾身痛昏悶如醉利下惡臭糞爲度大小虛實加減與之證重而急者須先以再造散下之候補養復與此藥須斷

鹽醬魚肉椒料果子煨燒炙煿等物止可淡粥及煮熟時菜淡食茄亦不可食惟烏梢蚢菜花蛇可淡酒煮熟食之以助藥力

再造散

川大黄錦紋皺者一兩　獨生皂角刺一兩半

右末每二錢臨夜冷酒調服以淨桶候候瀉虫黑口爲陳虫赤口爲新虫三數日又進一服直候無虫則根絕也

三聖散

防風三兩　藜蘆去苗心加減用之或一兩或半兩或一分　瓜蒂三兩碾破

以帋卷定連紙剉細去紙用細羅子羅過另放末將滓炒微黃次入末一處同炒黃用

右各爲麄末每服約半兩以韲汁三茶盞先用二

盞煎三五沸去薑汁次入一盞煎至三沸却將元二盞同一處熬二沸去滓澄清放温徐徐服之不必盡劑以吐爲度

瓜蒂散

瓜蒂七十五箇　赤小豆七十五箇　人參蘆半兩　甘草半兩或二錢半

右爲細末每服一錢或半錢或二錢量虛實加減用之空心薑汁調下服之

茶調散

瓜蒂不以多少　好茶中停

右爲細末每服二錢薑汁調下空心服之

舟車丸

大黄二兩　甘遂　大戟　芫花　青皮

陳皮各一兩　木香半兩　牽牛頭末四兩

右爲末水丸如梧桐子大每六七十丸白湯下

濬川散

大黃煨二兩　郁李仁二兩　芒硝半兩　甘遂一兩製

牽牛頭末四兩

右爲末薑湯調下半錢空心臨臥隨證加減服

補氣瀉榮湯治風

升麻　連翹各六分　桔梗五分　黃芩四分

生地黃四分　蘇木　黃連　黃芪

全蝎各三分　人參二分　甘草一分半　白豆蔻二分

地龍三分　桃仁三箇　當歸三分　蝱虫三箇去足翅

胡桐淚一分研　麝香少許研　水蛭炒過三箇

右十九味除連翹別剉胡桐淚研白荳蔻爲末麝香蠔虫水蛭另爲末餘藥都作一服水二盞酒一盞入連翹同煎至一盞去滓再入胡桐淚白荳蔻二味末并麝香等再上火煎至七分稍熱服早飯後午飯前服忌酒麪生冷硬物

防風通聖散

防風　川芎　當歸　芍藥　大黄

薄苛　麻黄不去節去根　連翹　芒硝已上各半兩

石膏　黄芩　桔梗已上各一兩

滑石三錢　甘草二兩　荊芥　白朮

山梔子已上各一兩

右爲麄末每服五七錢水一大盞生薑三片煎至

七分去滓熱服

四物湯

川芎　當歸　熟地黃　芍藥各等分

右㕮咀水煎

二陳湯

半夏　橘紅各五兩　白茯苓三兩　甘草炙一兩半

右㕮咀每四錢薑七片烏梅一箇水煎

四君子湯

人參　甘草炙　茯苓去皮　白朮各等分

右㕮咀水煎

小續命湯

麻黃　人參　黃芩　芍藥

甘草炙　川芎　杏仁麩炒　防巳

肉桂各一兩　防風一兩半　附子炮五錢

右㕮咀生薑三片水煎

升麻湯

升麻　葛根　甘草炙　芍藥

右㕮咀水煎

冲和湯　治中風

柴胡　黄芪各五分　升麻　當歸

甘草炙各三分　半夏　黄栢酒洗　黄芩

人參　陳皮　芍藥各六分

右㕮咀水煎

硃砂安神丸

硃砂四錢　黄連五錢　生甘草二錢半

右爲末蒸餅丸如黄米大每服十丸唾津送下

當歸連翹湯　洗眼

黄連　黄蘗各五分　連翹四分　當歸

甘草各三分

右作一服水二盞煎至一盞去滓時時熱洗之

玄參升麻湯　治咽腫舌赤

升麻　黄連各五分　黄芩炒四分　連翹

桔梗各三分　鼠粘子　玄參　甘草

白僵蠶各二分　防風一分

右㕮咀水煎稍熱噙漱時時嚥之

牢牙散

羊筒骨灰　升麻各三錢　生地黄

黄連　石膏各一錢　白茯苓　人參五分

梧桐律三分

右爲細末入麝香少許臨卧擦牙後以温水漱之

清肺飲子

白芍藥五分　人參　升麻　柴胡各四錢

天門冬　麥門冬各三分　陳皮二分半

甘草生　黄芩　黄蘗　甘草炙各二分

右㕮咀水煎

潤腸丸

麻子仁另研　大黄酒煨各一兩半　桃仁泥

當歸尾　枳實麩炒　白芍藥　升麻半兩

人參　生甘草　陳皮各三錢　木香

檳榔各二錢

右除麻仁桃仁外爲末却入二仁泥子蜜丸桐子

大每服七八十丸溫水食前送下

益氣調榮湯

人參三分　當歸　陳皮　熟地黄各二分

白芍藥四分　升麻二分　黄芪五分　半夏三分

白术二分　甘草炙二分　柴胡二分　麥門冬三分

右㕮咀水煎

木香丸　疎風順氣

檳榔　大黄煨各二兩　陳皮一兩　木香

附子炮　人參各一兩　官桂　川芎

羌活　獨活　三稜炮各半兩　肉荳蔻六箇去皮

右爲細末每料末二兩入牽牛淨末一兩蜜丸桐子大每服十丸至十五丸臨臥生薑橘皮湯下

續命丹　治卒中諸風

川芎　羌活　南星　川烏炮

天麻　白鮮皮　當歸　防風

海桐皮　地榆　虎骨　熟地黃

硃砂　烏蛇生　鉛白霜　乾蝎

肉桂各一兩　牛黃　雄黃各三錢　輕粉二錢或一錢

麻黃四兩去節以好酒三升煮至一升不用麻黃用酒

右爲末麻黃酒汁入蜜半斤同熬成膏和前藥末爲丸彈子大每服一丸豆淋酒下或葱白湯化下

三化湯　治中風便結

厚朴　大黃　枳實　羌活各等分

右㕮咀每服三兩水三升煎至一升半以利爲度

至寶丹

辰砂　生犀　玳瑁　雄黃

琥珀　人參各五兩　牛黃二兩半　麝香

龍腦各一兩二錢半　天南星二兩半水煑軟

銀箔二百五十片　金箔二百五十片半入藥半爲衣

安息香五兩用酒半升熬成膏　龍齒二兩水飛

右爲末用安息香膏重湯煑烊搜劑旋丸桐子大

每服三丸至五丸人參湯下小兒一丸

黃芪建中湯

黄芪　肉桂各三兩　甘草炙二兩　白芍藥六兩

右㕮咀薑三片棗一枚水煎

補中益氣湯

黄芪一錢　甘草五分　人參三分　當歸二分

橘皮三分　升麻二分　柴胡二分　白术三分

右㕮咀水煎

導水丸

大黄二兩　黄芩二兩　滑石四兩　黑牽牛四兩另取頭末用

右滴水丸如桐子大每服五十丸加至百丸温水下

禹功散

黑牽牛頭末四兩　茴香炒一兩　或加木香一兩

右爲細末以生薑自然汁調一二錢臨臥服

調胃承氣湯

大黃　甘草炙　朴硝已上各半兩

右爲麄末每服五七錢煎沸去滓食後温服

大承氣湯

大黃半兩　厚朴一兩　枳實一枚麩炒　芒硝半兩

右爲麄末水煎

小承氣湯

大黃　厚朴各一兩　枳實一枚麩炒　水煎服

桃仁承氣湯

桃仁十二箇去皮尖　官桂　甘草　芒硝各半兩

右㕮咀水煎服

潛行散
黄蘗一味細研用酒和薑汁調服
酒蒸黄連丸
黄連半斤浄用酒二升浸以瓦器置甑上累蒸至爛取出晒
右爲末滴水丸如桐子大每服五十丸温水下
理中湯　加附子名附子理中湯
人參　乾薑炮　甘草炙　白术各等分
右水煎
真武湯
芍藥七錢半　附子炮一箇　茯苓七錢半　白术五錢
生薑七錢半
右㕮咀每服五錢水煎

四逆湯

甘草炙二兩　乾薑一兩半　附子半兩　每服五錢水煎

黃連香薷飲

白匾荳半兩　厚朴薑製半兩　香薷一兩　黃連四錢

水煎服

白虎湯　加人參即化斑湯又名人參白虎湯

石膏四兩　知母二兩半　甘草一兩　粳米一合

水煎服

天水散　即益元散又名六一散

滑石六兩　甘草微炒一兩

右爲細末熱湯或水加蜜任下

玉露散　治暑

寒水石　滑石　石膏　瓜蔞根各四兩

甘草二兩

右細末新水蜜水調三錢生薑湯亦可

黄連清心湯　即涼膈散加黄連半兩

大黄一兩　連翹四兩　甘草　黄芩

薄苛　朴硝　山梔子各一兩

每服三五錢入蜜竹葉煎

導飲丸

青皮　陳皮　三稜炮　廣茂炮

黄連　枳殻麩炒各一兩　大黄

黄栢各三兩　香附子炒　黑牽牛各四兩

右細末丸如桐子大每服三五十丸薑湯下

四苓散即五苓散去官桂

澤瀉　猪苓　茯苓　白术各半兩

或水或湯下

神芎丸

大黃　黃芩各二兩　滑石　黑牽牛各四兩

黃連　薄苛　川芎各半兩　水丸桐子大水下

神祐丸

甘遂麪包煮　大戟醋煮焙　芫花醋煮各半兩

黑牽牛　大黃各一兩

滴水丸小豆大服五七十丸水下

通經散

陳皮去白　當歸各一兩　甘遂麪包水煮百沸去麪焙一兩

右爲末服三錢温淡酒調下

益腎散

甘遂爲末每三錢以豶猪腰子細批破以鹽少淹透爛切摻藥在内荷葉裹燒熟淡酒服

踈風丸

通聖散一料加天麻羌活獨活細辛甘菊首烏各半兩

右煉蜜丸彈子大硃砂爲衣每一丸嚼茶酒下

桂枝湯

桂枝一兩　茯苓半兩　芍藥一兩　甘草七錢

右薑棗同煎

大羌活湯　治兩感傷寒

羌活　獨活　防巳　防風

黃芩　黃連　蒼术　白术

甘草炙　川芎　細辛各三錢　知母

生地黄各一兩

右㕮咀每半兩水煎未解再服

調中湯　治陰痙

蒼术一錢半　陳皮一錢　砂仁　藿香

芍藥炒　甘草　桔梗　半夏

白芷　羌活　枳殼各一錢　川芎

麻黄　桂枝各半錢

右㕮咀薑三片水煎

黄連解毒湯

黄連　黄蘗　黄芩　大梔子各等分

右㕮咀煎服

小柴胡湯

柴胡四兩　黄芩　人參　半夏

甘草各一兩半

右㕮咀生薑五片棗一枚擘破同煎

生地黄湯

生地黄　赤芍藥　當歸　川芎各等分

水煎服

胃風湯

人參　茯苓　川芎　官桂

當歸　芍藥　白朮各等分

右㕮咀入陳粟米煎服

理中丸

人參 白术 乾薑 甘草

附子炮各一兩

右煉蜜丸每兩作十丸每一丸水一盞化破煎服

燒裩散

用婦人裩襠燒灰細研水調服以小便利爲愈

茵陳橘皮湯

茵陳 橘皮 生薑各一兩 白术一分

半夏 茯苓各半兩

右水四升煑二升放温分作四服

小茵陳湯

附子一箇作八片 甘草炙一兩 茵陳二兩

右爲末水煎

茵陳附子湯

附子二箇作八片　乾薑炮二兩半　茵陳一兩半

右爲末水煎

大建中湯

黄芪　當歸　桂心　芍藥各二錢

人參　甘草各一錢　半夏泡焙　黑附炮各二錢半

右薑三棗二煎

建中湯

芍藥六兩　桂枝　甘草炙各二兩　大棗七枚

生薑三兩　膠飴一升

右水七升煎三升去滓入膠飴煎服

小建中湯

桂枝　甘草炙各三錢　大棗二枚　白芍六錢

生薑二錢　膠飴炒一合　右㕮咀水煎

吳茱萸湯

人參一兩　吳茱萸一兩六錢半

右生薑四片棗一枚煎

紫雪

黃金十兩　寒水石　石膏各四兩八錢　犀角

羚羊角各一兩　玄參一兩六錢　沉香

木香　丁香各半兩　甘草八錢　升麻六錢

右以水五升煑黃金至三升去金入諸藥再煎至一升濾去滓投朴硝三兩二錢微火煎以栁木篦子攪勿停手候欲凝入盆中更下研硃砂麝香各

三錢急攪令勻候冷凝成雪每服一錢細嚥之

甘草乾薑湯

甘草四兩　乾薑二兩　每服三錢水煎服

巴寒丸

附子炮　乾薑炮　茴香炒一兩各　良薑七分

茯苓五錢　桂三錢

右爲末醋糊丸如桐子大每服三五十丸温酒下

麻黄葛根湯

麻黄三兩　赤芍藥三兩　乾葛一兩　豉一合

葱白七莖

右㕮咀每服四錢水煎以汗爲度

抵當丸

水蛭五箇　蝱虫五箇　桃仁六箇　大黃三分

右為細末只作一丸如彈大水一大盞煎頓服

大陷胷丸

大黃二兩　葶藶三分　芒硝三分　杏仁一合

右擣羅上二味為細末內杏仁芒硝合研如脂用白蜜少許和丸彈子大一丸入甘遂末一字水二盞半煮取一盞頓服一宿乃下如不下再服

竹葉湯　即竹葉石膏湯

石膏四兩　半夏三分　人參半兩　麥門冬二兩

甘草半兩

右㕮咀每五錢粳米湯一盞半淡竹葉一小把煎八分去滓入生薑汁三匙煎一沸服

三花神祐丸
紫芫花醋煑　大戟　甘遂製各五錢　牽牛二兩
大黄一兩　輕粉一錢
右水丸小荳大每十丸温水下
常山散
常山二兩　甘草半兩
右爲末水煎空心服之
妙功丸
三稜炮一兩　川烏四錢　大黄一兩已上同爲細末好醋半升熬膏丸後藥
神麯　麥蘖各一兩　乾薑二錢炒用
巴荳二粒去皮油心　半夏半兩　茴香一兩炒香
官桂〃　牽牛一兩净

右爲末用膏丸小豆大生薑湯下十丸或十五丸

柴胡飲子

柴胡　人參　黄芩　甘草

大黄　當歸　芍藥各半兩

右㕮咀生薑三片煎

甘露飲　即桂苓甘露飲

白茯苓　白术　猪苓　滑石研各二兩

寒水石　甘草炙　澤瀉各一兩　肉桂半兩

右爲末湯水任下

消滯丸

黑牽牛二兩炒末　五靈脂炒　香附炒各一兩

右爲末醋糊丸如小豆大每三十丸薑湯下

十全大補湯

人參　肉桂　地黄　川芎

白芍藥　茯苓　白朮　黄芪

甘草　當歸各等分　薑三片棗二枚煎

敗毒散

羌活　獨活　前胡　柴胡

芎藭　枳殼　白茯苓　桔梗

人參各一兩　甘草半兩　生薑水煎

訶子皮散

御米殼蜜炒　橘皮各五分　乾薑炮六分　訶子煨去核七分

右爲末作一服水煎空心服

養臟湯

粟殼三兩六錢　人參　當歸各六錢　肉桂八錢

訶子一兩二錢　木香一兩四錢　肉荳蔻一兩半　白术六錢

白芍藥一兩六錢　甘草生一兩八錢

右㕮咀每服四錢水煎服

保和丸

茯苓一兩　半夏一兩　山查肉二兩　白术二兩

神麯一兩　陳皮　蘿菔子炒　連翹仁各半兩

粥丸桐子大湯下四十丸

平胃散

厚朴　陳皮各三兩　蒼术五兩泔浸　甘草炙二兩

右爲末薑三片棗二枚煎

桂枝麻黄湯

用前桂枝湯二錢半并後麻黄湯二錢半煎

麻黄湯

麻黄一兩半　桂枝一兩　甘草半兩　杏仁五十箇

水煎服

白朮調中湯　治泄瀉

白朮　茯苓　陳皮　澤瀉各半兩

甘草一兩　乾薑　官桂　砂仁

藿香各一分

右爲末湯化蜜調二錢服

泄瀉中之積　泄瀉門

無憂散

黄芪　木通　桑皮　陳皮各一兩

胡椒　白朮　木香各半兩　牽牛頭末四兩

右爲末薑汁調四五錢服

白朮散 子和方

白朮 甘草 當歸 陳皮

桔梗 枳殼各等分

右爲末水煎三五錢溫服

桂苓白朮散

宮桂 茯苓 白朮各半兩 甘草

寒水石 澤瀉 石膏各一兩 滑石二兩

右爲末湯調三錢

葛花解醒湯

木香五分 人參 猪苓 茯苓

橘皮各一錢五分 白朮 乾生薑

神麯炒　澤瀉各二錢　青皮二錢　砂仁
白荳蔻　葛花各五錢　右爲末湯調三錢服

錢氏白术散

乾葛二兩　白术　人參　茯苓
甘草炙　藿香　木香各一兩
每三錢水煎服

雙解散

通聖散與益元散相合中停葱白薑豉同煎

人參調中湯

沉香二兩　木香　白荳蔻一兩　甘草一分
腦子一錢　麝香五分　人參半兩
右爲末每半錢沸湯點服

搜風丸　單名人參半夏丸

人參　茯苓　南星各半兩　半夏

乾生薑　寒水石　白礬生各一兩　蛤粉二兩

薄荷半兩　藿香一分　大黃　黃芩各一兩

滑石　黑牽牛各四兩

右爲末水丸如豌豆大服三十丸薑湯下

木香檳榔丸

木香　檳榔　青皮　陳皮

廣茂煨　黃連　枳殼炒各一兩　黃栢

大黃各三兩　香附炒　牽牛各四兩

右爲末水丸如小荳大每三十丸薑湯食後服

沉香桂附丸　治疝

沉香　附子炮　川烏炮　乾薑炮
良薑炒　茴香炒　官桂　吴茱萸各一兩
右醋糊丸桐子大每五十至七八十丸米飲下
天台烏藥散　治疝
烏藥　木香　茴香炒　良薑炒
青皮五錢　檳榔二箇　川練十箇　巴荳七十粒微打破同川練用麸炒候麸黑色去麸不用只用川練實
右爲末每一錢温酒調下痛甚炒生薑熱酒下
當歸四逆湯
桂枝　通草　甘草各六錢三字　芍藥
細辛各一兩
右㕮咀每服五錢棗一枚煎

六君子湯

人參　白朮各一兩　橘紅　半夏

枳殼炒　甘草炙各五錢

右㕮咀每一兩薑七片棗一枚煎

當歸丸

當歸　香附炒　杜蒺藜　芍藥各等分

右爲末酒糊丸小豆大每三五十丸米飲下

木香白朮散

白朮　猪苓　澤瀉　赤茯苓各半兩

木香　檳榔各三錢　陳皮二兩　官桂一錢

滑石三兩

右爲末每五錢薑三片煎

清神益氣湯

茯苓　升麻各二分　澤瀉　蒼朮

防風各三分　生薑五分　青皮一分　橘皮

甘草生　白芍藥　白朮各二分　人參五分

黃柏一分　麥冬二分　五味子三分

右㕮咀水煎

半夏白朮天麻湯

黃柏二分　乾薑三分　天麻　蒼朮

白茯苓　黃芪　澤瀉　人參各五分

白朮　炒麴各一錢　半夏　麥蘗

橘皮各一錢五分　右㕮咀水煎

人參芍藥湯

麥門冬二分　當歸　人參各三分　甘草炙
白芍藥　黄芪各一錢　五味子五箇
右㕮咀水煎

麻黄人參芍藥湯

人參　麥門冬各三分　桂枝
當歸各五分　麻黄　甘草炙　白芍藥
黄芪各一錢　五味子二十箇　㕮咀煎

温中益氣湯

附子炮　乾薑炮各五錢　草荳蔻　甘草炙各三錢
益智仁　白芍藥　丁香　藿香
白朮各二錢　人參　陳皮　吳茱萸各一錢半
當歸一錢　右㕮咀水煎

清上瀉火湯

荆芥　川芎各二分　蔓荆子　當歸

蒼术各三分　黄連酒炒　生地黄　藁本

甘草各五分　升麻　防風各七分　黄蘖酒洗

甘草炙　黄芪各一錢　羌活三錢　柴胡五錢

黄芩酒炒　知母酒炒各一錢五分　細辛少許

紅花少許

右㕮咀水煎食後服

局方玉壺丸

南星　半夏　天麻各半兩　白麵三兩

右爲末水丸桐子大每服三十丸用水一盞先煎令沸下藥煮候浮卽漉出别用生薑湯下

神功丸

大黃麪裹煨　訶子皮　麻仁另研　人參各一兩

右爲末入麻仁擣勻蜜丸桐子大每二十丸温水下

七宣丸

大黃煨　枳實麩炒　木香　柴胡

訶子皮各五兩　甘草四兩炒　桃仁六兩炒去皮尖

右爲末蜜丸桐子大服三十丸酒下

龍腦芎犀丸

石膏　川芎各四兩　龍腦生　犀角生各一兩

山梔一兩　硃砂四兩内一兩爲衣　人參

茯苓　細辛　甘草各二兩　阿膠炒一兩半

麥門冬三兩

右爲細末蜜丸櫻桃大每服一丸至二丸細嚼茶
酒任下

升麻加黃連湯　治面熱

升麻　葛根各一錢　白芷七分　甘草炙

白芍各五分　黃連酒製　黃芩酒製各四分　川芎三分

荆芥　薄荷各二分　生犀末三分

右㕮咀先浸川芎荆芥薄荷外都作一服水二盞
半煎至一盞半入先浸三味同煎至一盞去滓溫
服日三服忌酒麪辛物

升麻加附子湯　治面寒

升麻　葛根各一錢　白芷　黃芪各七分

甘草炙　草荳蔻仁　人參各五分

黑附炮七分　益智三分

右㕮咀葱白同煎

青州白丸子

白附子二兩生用　半夏七兩生用　天南星二兩生用

川烏半兩去皮生用

右修製見袖珍方風門

珍珠粉丸

珍珠三兩　眞蛤粉一斤　黃栢一斤新瓦上炒赤色

右爲末蜜丸桐子大每服百丸空心温酒送下

定志丸

遠志去心　石菖蒲各二兩　人參一　白茯苓去皮各三兩

右爲末蜜丸桐子大硃砂爲衣服二十丸米飲下

大柴胡湯

柴胡二兩　黄芩　芍藥各三錢　半夏六錢

枳實半兩　生薑一兩　大棗三箇　大黄半兩

右㕮咀服五錢

育氣湯

木香　丁香　藿香　人參

白朮　白茯苓　砂仁　白荳蔻

蓽澄茄　甘草炙各半兩　山藥一兩　橘皮去白

青皮去白各二錢半

右爲末服一二錢木瓜湯服

滋腎丸

肉桂二錢　知母三兩酒洗焙　黃蘗二兩酒洗焙

右爲末熟水丸雞頭大每一百丸至二百丸白下

還少丹

山藥　牛膝酒浸　遠志去心　巴戟去心

山茱萸去核　白茯苓　楮實　五味子

肉蓯蓉酒浸　杜仲薑炒　石菖蒲　茴香各一兩

枸杞　熟地黃各二兩

右爲末蜜同棗膏丸桐子大服三十丸温酒下

草荳蔻丸

草荳蔻一兩　神麯半兩　白术一兩　橘皮

乾生薑　青皮各一錢　黃芩　麥蘗

半夏　炒鹽各半兩　枳實一兩

右蒸餅浸丸菉荳大每五十丸湯下

小胃丹

甘遂麵裹湯煑透水洗晒乾　芫花醋拌一宿瓦器炒令黑色

大黄濕紙裹煨酒潤炒　黄栢炒

右等分爲末粥丸麻子大服十二丸

川羌肉桂湯

漢防巳酒製　防風各二分　神麴炒　獨活各五分

川芎　柴胡　肉桂　當歸梢

甘草炙　蒼术各一錢　羌活一錢五分　桃仁五箇去皮尖研如泥

右㕮咀酒三盞煎服

控涎丹

甘遂去心　紫大戟去皮　眞白芥子各等分

右爲末糊丸桐子大食後薑湯下十丸痰猛加服

神保丸

木香　胡椒各一分　乾蝎七箇　巴豆十箇去心膜油

右爲末入巴豆霜湯浸蒸餅丸麻子大硃砂爲衣

每三丸薑湯下

八味丸

牡丹皮　茯苓　澤瀉各三兩　熟地黄八兩

山茱萸　山藥各四兩　附子　官桂各二兩

右爲末蜜丸桐子大每三十丸温酒空心食前下

當歸拈痛湯

羌活　甘草炙　黄芩酒浸　茵陳酒炒各五錢

人參　升麻　苦參酒洗　葛根
蒼术各二錢　防風　當歸　知母酒洗
茯苓炒　澤瀉　猪苓各三錢　白术一錢半
右㕮咀水煎
麻仁丸
郁李仁另研　麻仁　大黄二兩半生半熟
檳榔半兩　乾山藥　防風　枳殼炒各七錢半
羌活　木香各半兩
右爲末研匀蜜丸桐子大每服二十丸至三十丸
温水下
八正散
大黄　瞿麥　木通　萹竹

車前子　山梔　甘草各一兩　滑石二兩

右爲末服五錢燈心煎加木香一兩尤妙

檳榔丸

檳榔二錢半　陳皮一兩　木香二錢半　牽牛半兩

右爲末醋糊丸桐子大每服三十丸生薑湯下

茯苓梔子茵陳湯

茵陳葉一錢　茯苓五分　梔子仁　蒼术炒

白术各三錢　黄芩六分　黄連　枳實炒

猪苓　澤瀉　陳皮　防已各二分

青皮一分

右㕮咀長流水煎食前服

加減瀉黄散

黃連　茵陳各五分　黃栢　黃芩各四分
茯苓　梔子各三分　澤瀉二分　右㕮咀水煎

水煑桃紅丸
黑牽牛頭末半兩　瓜蒂末二錢　雄黃一錢
乾胭脂
以黃水調麪丸煑令浮熟以冷水挍過麝香湯下

琥珀丸
即前神祐丸加琥珀一兩是也

木香順氣湯　治脹滿
蒼朮　吳茱萸各五分　木香
厚朴　陳皮　薑屑各三分　當歸
益智仁　茯苓　澤瀉　柴胡

青皮　半夏　升麻　草荳蔻各二分麪裹煨

右㕮咀水煎服

嘉禾散

枇杷葉去毛五十片炙　白茯苓去皮　薏苡仁炒

砂仁炒　丁香　白荳蔻去皮　人參各一兩

白朮炒二兩　桑白皮炒　沉香　五味各半兩

檳榔　青皮去白　穀蘗　藿香

杜仲去皮姜酒塗炙　隨風子　石斛酒炒

大腹子炒　陳皮　半夏姜製各二錢半

神麯炒二錢半　木香七錢半　甘草炙半兩

右㕮咀每服二錢薑三片棗三枚同煎溫服五噎

入乾柹一枚膈氣吐逆入薤白三寸

四柱散
白茯苓去皮　附子炮去皮臍　人參　木香溫火煨
一方加肉荳蔲訶子名六柱散
右各等分每服四錢加薑五片鹽少許同煎空心溫服
當歸散　行血
當歸　杜蒺藜各等分
右爲末米飲湯調服
白朮湯
白朮　黄芩　當歸各等分
右爲末水煎服
三聖膏　治塊

用未化石灰半斤爲末瓦器内炒令淡紅色提出火外候熱稍減入大黄末一兩就爐外炒候熱又稍減入桂心末半兩畧炒入米醋熬成黑膏藥鐵銚盛貯用厚紙攤貼患處須火烘熱貼

千金硝石丸　治塊

硝石六兩　大黄半斤　人參　甘草各三兩

右爲細末以三年苦酒三斗置磁器中以竹片作準每入一斗作一刻注器中熬先納大黄不住手攪使微沸盡一刻乃下餘藥又盡一刻微火熬使可作丸則取丸如雞子黄大每一丸米飲湯下如不能用大丸則作小丸如桐子大每服三十丸

大棗湯　治悲傷者

甘草三兩　小麥一升　大棗十枚

右㕮咀服一兩水煎服

當歸龍薈丸

當歸　龍膽草　山梔　黃連

黃栢　黃芩各一兩　大黃　蘆薈半兩

木香一錢　麝香五分

此方蜜丸治脇痛行痰麯丸降火行遲

養正丹

水銀　黑鉛去查淨　硫黃研　硃砂各一兩研

右用鐵盞一隻火上鎔黑鉛成汁次下水銀以柳棍攪次下硃砂攪令不見星放下少時方入硫黃末急攪成砂和勻如有燄以醋沃之候冷取出研

極細糯米糊丸如菉荳大每服三十粒鹽湯下

牛黃通膈丸

黑牽牛　大黃　木通各半兩　各另取末

右爲末水丸如黍粒大服三五十丸或百丸水下

三黃丸

大黃　黃芩　黃栢各等分

右爲末水丸每三十丸水下

雞蘇丸

雞蘇葉八兩　黃芪　防風各一兩　桔梗

甘草　川芎各五錢　荊芥一兩　菊花三錢

片腦五分　生地黃五錢

右爲末蜜丸彈子大每服一丸麥門冬湯嚼下

四生丸

薄荷生　艾葉生　栢葉生　生地黄各等分

右爛研丸如雞頭大每一丸水煎濾過温服

花蘂石散　胞衣不下

硫黄　花蘂石各一兩擣為粗末

右二味杵匀先用紙筋鹽泥固濟礶子一箇候泥乾入藥再用泥封口候乾安在方磚上先書八卦五行字用炭火自巳午時從下發火漸上透徹至經宿火冷二夜取出研極細用磁盒内盛依法調服

犀角地黄湯

生地黄　黄芩　黄連各二兩　大黄五錢

右㕮咀水煎服

礞石丸　即滚痰丸

大黄酒蒸　黄芩各八兩　青礞石硝石煅一兩　沉香半兩

一方加硃砂二兩

右水丸桐子大每五六十丸茶清下

平胃地榆湯　治便血

蒼术　升麻　黑附子炮各一錢　地榆七分

陳皮　厚朴　白术　乾薑

茯苓　葛根各五分　甘草　益智

人參　當歸　白芍藥　神麴炒各三分

右㕮咀作一服薑三片棗二枚水煎溫服

防風湯　治痺

防風　甘草　當歸　赤茯苓
杏仁炒去皮　桂各一兩　黄芩　秦艽
葛根各三錢　麻黄半兩去節
右爲末服五錢棗三枚薑五片酒水合二盞煎服

備急丸
巴荳去油　大黄　乾薑炮各一兩
右爲末蜜丸桐子大每三丸温水下病甚增服

橘皮枳术丸
橘皮　枳實麩炒各一兩　白术二兩
右爲末荷葉裹燒飯丸菉荳大服五十丸白湯下

治中湯
人參　甘草炙　乾薑炮　白术

青皮　陳皮各一兩

右㕮咀服三錢水煎服

異功散

人參　茯苓　白术　甘草炙

橘皮各等分

右㕮咀服五錢薑三片棗一枚水煎服

瀉心湯

大黄　甘草炙　當歸　芍藥

麻黄　荊芥各一兩半　白术三錢半

右爲末服三錢生薑薄荷少許水煎去滓溫服

猪腎散

卽益腎散又名煨腎散

龍膽瀉肝湯

柴胡梢　澤瀉各一錢　車前子　木通各五分

生地黃　當歸梢　草龍膽各三分

右㕮咀水煎服

神應丸

丁香　木香各二錢　巴荳　杏仁

百草霜　乾薑各五錢　黃蠟二兩

右先將黃蠟用好醋煮去滓穢將巴荳杏仁同炒黑烟盡研如泥將黃蠟再上火春夏入小油五錢秋冬入小油八錢溶開入在杏仁巴荳泥内同攪旋下餘藥末研勻搓作鋌子油紙裹旋丸用每三五十丸米飲下日三服

地黃丸

熟乾地黃一兩　黃連　決明子各一兩

沒藥　硃砂　甘菊花　防風

羌活　桂心各半兩

右爲末蜜丸桐子大每三十丸食後熟水下

羊肝丸

羊肝一具生用　黃連別研爲末

右將羊肝去筋膜於砂盆内擣爛入黃連末杵和

丸桐子大服五十丸水下

滋陰地黃丸　治目疾

熟地黃一兩　生地一兩半　柴胡八錢　天門冬

甘草　枳殼各三錢　人參　地骨皮各二錢

黃連　五味各三錢　黃芩半兩　當歸身半兩酒焙

右爲末蜜丸菉荳大每服百丸茶清送下日二次

八毒赤丸

雄黃　礬石　硃砂　附子炮

藜蘆　牡丹皮　巴荳各一兩　蜈蚣一條

右八味爲末蜜丸如小荳大每服五七丸冷水送下無時

十補內托散

黃芪　人參　當歸各二錢　厚朴

桔梗　川芎　防風　桂心

甘草　白芷各一錢

右㕮咀水煎服

內托黃芪酒煎湯

柴胡一錢半　連翹　肉桂　大力子炒各一錢

黃芪　歸尾各二錢　黃栢酒炒一錢　升麻七分

甘草炙五分　水酒各半煎服

五香湯

丁香　木香　沉香　乳香各一兩

麝香三錢

右爲末水煎空心服

丁香柹蔕散

丁香　柹蔕　青皮　陳皮各等分

右爲末水煎服

五香連翹湯

沉香　木香　麝香　連翹
射干　升麻　丁香　獨活
桑寄生　甘草炙各一兩　大黃一兩半　木通
乳香各二兩
右㕮咀每服五錢水煎

善應膏

巴豈去皮　黃連一錢　薑蚕淨　赤芍藥
白芷各半兩　五倍子二錢　草麻子三十粒　桃柳各七寸
亂髮一雞子大　猪膏一指面大
右用清油半斤浸藥三日慢火上熬令髮焦爛出
火候冷用絹濾淨再熬入飛過黃丹四兩以桃柳
枝不住手攪青烟微出滴水不散爲度出火令温

再入乳没各五錢桂心末三錢略上火攪匀磁器

貯用

寸金錠子

硃砂二錢 黄丹 明礬枯 砒霜

輕粉 花鹽 白芨各一錢半 蟾酥

腦子 麝香少許 糊調錠子用之

提丁錠子

雄黄 硃砂各二錢 青鹽 砒霜生

白丁香 輕粉 斑猫一去翅足各

蟾酥 麝香各一錢 黄蠟 萆麻子三七粒

右爲末於銀器或磁器内先溶蠟開和前藥丸如

桐子大捻作餅子用鍼刺破疔瘡放一餅於瘡

上又刺四邊五七下惡血出爲妙

破棺丹

大黃二兩半半生半熟　芒硝　甘草各二兩

右爲末蜜丸彈子大每服半丸或二丸童便酒化服

守效散

砒生　白丁香　松香　輕粉

川烏　白礬生各二錢　蜈蚣一條焙乾

右爲末鈚鍼刺瘡口令血出唾津調貼

紅玉錠子

乾胭脂　白礬枯各三錢　輕粉　砒霜

黃丹　腦子　麝香少許

右細末調糊和錠子用之

三神丸

枳殼炒　皂角燒存性　五倍子各等分

右爲末蜜丸桐子大每服三二十丸温水食前下

釣腸丸

栝蔞二枚燒存性　蝟皮二箇燒存性　白礬枯二兩　胡桃仁十五箇不去油礶內燒存性　雞冠花炒五兩　緑礬枯　白附子生用　天南星生用　枳殼炒淨　附子去皮臍生用　訶子煨去皮各二兩　半夏二兩

右爲末醋糊丸桐子大每服二十丸空心臨臥温酒下

蟬花散　治騾跑馬傷

蟬退　青黛各半兩　細辛半錢　蛇退皮一兩燒存性

右爲末和勻每服三錢酒調下

生肌散

黄連三錢　蜜陀僧半兩　乾胭脂二錢　雄黄

輕粉各一錢　菉荳粉二錢

右爲末洗淨瘡貼之

補氣升陽和中湯麻木

甘草生　黄蘗酒炒　茯苓　澤瀉

升麻　柴胡各一錢　蒼术　草荳蔻各一錢五分

橘皮　當歸　白术各二錢　白芍藥

人參各三錢　佛耳草　甘草炙各四錢　黄芪五錢

右㕮咀每服五錢水煎

蒼莎丸

蒼朮四兩　香附四兩　黃芩一兩

右爲末炊餅糊丸桐子大薑湯下三十丸

桃仁煎

桃仁炒　朴硝　大黃各二兩　蝱虫半兩炒黑

右和勻以醋二升半銀石器慢火煎取一半却以桃仁大黃蝱虫末入內不住手攪度可丸時下朴硝再攪良久出之丸桐子大五更溫酒下五丸

桂枝桃仁湯

官桂　芍藥　生地各二兩　桃仁五十箇

甘草一兩

右㕮咀服一兩薑三片棗一枚水煎

益胃升陽湯

柴胡　升麻各五分　甘草炙　當歸身酒浸

陳皮各一錢　人參　炒麯各一錢半　黄芪二錢

白术三錢　生黄芩少許

右㕮咀水煎服

金華散

延胡索　當歸　瞿麥　牡丹皮

葳靈仙各七錢半　乾葛　蒲黄各五錢

石膏二兩　桂心三分　薑三片水煎

龍腦雞蘇丸

銀柴胡　木通各二兩以湯浸一二宿取汁入膏　生地六兩另爲末

黄蓍　人參各一兩　麥冬去心四兩　阿膠炒

蒲黃各二兩　甘草炙一兩半　薄荷淨末一斤

右各爲末用白蜜二斤煉一二沸後下生地末不住手攪勻取柴胡木通浸汁熬膏同餘末和爲丸如豌豆大白湯服二十丸

伏龍肝散

川芎三兩　肉桂去皮五分　當歸　乾薑炮各七錢半

赤石脂一兩　艾葉炒二兩　熟地二兩　甘草炙半兩

麥冬去心二兩　伏龍肝即灶心土一兩

右㕮咀每服四錢加棗三枚煎

補經固真湯

白葵花研爛四分　陳皮五分　黃芩生　郁李仁

甘草炙　柴胡各一錢　乾薑　人參各二錢

右㕮咀水煎

生地黃丸

生地黃二兩　柴胡　秦艽　黃芩各半兩

芎藭一兩

右為末蜜丸桐子大每服三十丸烏梅湯下

天仙藤散

天仙藤洗焙　香附子炒　陳皮　甘草

烏藥各等分

右㕮咀薑三片木瓜三片紫蘇三葉水煎空心服

紫蘇飲　治子懸

大腹皮　川芎　白芍　陳皮

紫蘇　當歸各一兩　人參　甘草各半兩

右㕮咀薑葱煎

七寶飲

厚朴製姜　陳皮　甘草炙　草菓仁

常山　檳榔　青皮各等分

右㕮咀每服五錢水一盞半酒半盞煎取一盞露

一宿空心向東溫服睡少時忌熱物寒多加酒熱

多加水

玉燭散　即前承氣湯四物湯對用

達生散治難產

大腹皮三錢　人參　陳皮各五分　白术

白芍藥各一錢　甘草炙二錢　紫蘇葉莖半錢

歸尾一錢　或加枳殼砂仁

右㕮咀入青葱五葉黄楊腦七箇水煎食前服

交加散

生地黄五兩研汁　生薑五兩研汁

右交互以汁浸滓一夕次日漬盡汁各炒黄焙為

末酒調服

導赤散

生地黄　木通　甘草各等分　入竹葉同煎

奪命散　産后譫語

没藥　血竭　等分為末用童便合酒調服

抱膽丸

水銀二兩　朱砂一兩細研　黑錫一兩半　乳香一兩細研

巳上將黑鉛入銚内下水銀結成砂子次下硃砂

乳香乘熱用柳木槌研勻丸如雞頭大井水磨服
一丸

羌活勝濕湯

羌活去蘆　獨活各一錢　藁本　防風各五分
蔓荊子二分　川芎二分　甘草
如身重腰沉沉然乃經中有濕也加黃柏一錢附
子五分蒼朮二錢水煎服

竹茹湯

葛根三兩　半夏二兩　甘草炙一兩
右㕮咀薑五片加竹茹煎

禹餘糧丸

禹餘糧石煅　赤石脂煅　龍骨　蓽撥

訶子麵裹煨　乾薑炮　肉蔻麵裹煨　附子炮去皮臍各等分

右爲末醋糊丸如桐子大每服七十丸空心米飲下

蘇合香丸

沉香　麝香研　訶梨勒皮煨用　丁香

青木香　香附炒　蓽撥　白术

白檀香各二兩　薰陸香另研　龍腦研各一兩　硃砂研水飛

犀角各二兩　安息香另研用無灰酒一升熬膏　蘇合香油各一兩入安息膏內

右各爲末研極勻入安息膏加煉蜜和丸如桐子大空心用溫水化下四五丸酒亦可

枳實大黃湯

羌活一錢半　當歸一錢　枳實　大黄各半兩

右㕮咀水煎服

三和湯

橘皮　厚朴　檳榔　白朮各三兩

甘草炙　紫蘇各二兩　木通　海金沙各一兩

右薑三片水煎

大補丸

黄柏炒　知母酒炒各四兩　熟地黄酒蒸　敗龜板酥炙黄各六兩

右爲末猪脊髓煉蜜丸桐子大服七十丸鹽湯下

四神湯

當歸　乾薑炮　川芎　赤芍藥各等分

右爲末酒服

參术調中湯

白术五分　黃芪四分　桑皮　甘草炙

人參各三分　麥門冬　青皮　陳皮

地骨皮　白茯苓各二分　五味二十箇

右㕮咀水煎服

黃連犀角湯

黃連半兩　烏梅七箇　木香一分　犀角一兩無升麻

水煎服

驚氣丸

乾蝎去毒炒一錢　紫蘇子二兩　附子去皮臍

麻黃去根節各半兩　硃砂研一分半　白花蛇酒浸炙熟去皮

骨半兩　南木香一兩　天麻去苗　天南星姜製各半兩

橘紅　白僵蚕炒半兩

右爲末入腦麝少許研勻煉蜜丸如龍眼大每服

一丸薄荷湯下

白礬丸　治血崩

白礬四兩枯　大附子二箇二兩　黃狗頭骨灰四兩

右爲末粟米粥丸桐子大每三十丸醋湯下

三生飲　治女人見鬼

生南星一兩　生烏頭去皮尖　附子各半兩去皮　木香一分

右㕮咀每服半兩水二大盞生薑十片煎六分服

麝香丸　治歷節風

大八角川烏頭一箇去皮尖生　全蝎生二十一箇　黑豆二十一粒

生地龍去土淨半兩生

右爲末入麝香一字同研糯米糊丸菉荳大每服十丸空心温酒吞下

木瓜煎

宣木瓜一箇切蓋去瓤　没藥一錢　乳香一分

右二味内木瓜中用蓋子合竹簽定了飯上蒸三四次爛研成膏每服三匙生地黄汁半盞無灰酒二錢和之用八分盞熱煖化膏子服

蒼术丸　治脚氣

乳香　没藥各二錢別研　川牛膝

青鹽各半兩研　熟艾四錢　川烏三錢　全蝎一錢炒

右除研藥爲細末入研藥令匀以木瓜一箇大者切一頭留作蓋去穰入上件藥於木瓜内將蓋簽

定安木瓜於黑豆中蒸爛取出去皮連藥研成膏却入生蒼术末拌和丸桐子大每五十丸空心木瓜湯下或鹽酒亦得

四白散

黄芪　厚朴　益智　藿香

白术　白匾豆　陳皮各一兩　半夏

白茯苓　人參　白荳蔻仁　天台烏藥

甘草各半兩　芍藥兩半　檀香　沉香各一分

右爲末每服三錢薑三片棗一枚水煎

赤茯苓湯

赤茯苓　桑白皮各二兩　防風

官桂　川芎　芍藥　麻黄去節各一兩半

右㕮咀棗一枚煎

川芎湯

赤茯苓　桑白皮　防風　官桂

川芎　麻黄　芍藥　當歸

甘草炙各等分

右爲末每服二錢棗三枚水煎以汗爲度

括蔞湯

括蔞根末二錢　白甘遂末一錢　又云即姜蚕也

右同於慢火上炒焦黄研勻每服一字煎麝香薄荷湯調下無時

地黄丸　即六味地黄丸

熟乾地黄八錢酒焙　山茱萸　乾山藥各四錢

澤瀉　牡丹皮　白茯苓各三錢

右爲末蜜丸桐子大三歲已下二丸至三丸温水下

史君子丸

厚朴姜製　甘草炙　訶子肉半煨　青黛各半兩

陳皮去白一分　史君子肉一兩麪煨

右蜜丸小雞頭大每服一丸米飲化下百日已上一歲已下服半丸乳汁化下

瀉青丸

羌活　大黄煨　川芎　山梔仁

龍膽　當歸　防風各等分

蜜丸雞頭大每一丸竹葉煎砂糖水下

阿膠散　即補肺散

阿膠一兩半麩炒　黍粘子一分炒　馬兜鈴半兩

甘草一錢炙　杏仁七箇　糯米一兩

爲末每一錢或二錢水煎服

凉驚丸

龍膽　防風　青黛各三錢　鈎藤二錢

黃連五分　龍腦一錢　牛黃　麝香各一字

右糊丸粟米大每服三五丸至一二十丸煎金銀

湯送下温服

大青膏

天麻　青黛各一錢　白附子一錢半　蝎尾

天竺黃　烏梢蛇肉酒浸焙乾　硃砂

麝香各用一字

右研細生蜜和成膏每服半皂子大至一皂子大月中兒粳米大同牛黃膏溫薄荷水化服五歲兒同甘露散服

瀉肺湯 即瀉白散

桑白皮炒黃一兩 甘草炙半兩 地骨皮去土焙一兩

右爲末每服一二錢水一中盞粳米百粒煎

芎蝎散

川芎 華撥各一兩 細辛一錢 蝎梢去尖焙一錢

半夏酒浸一宿湯洗七次焙乾各二錢

爲末湯調服一歲抄一小銅錢

油珠膏

石亭脂（硫黄中揀取如鷄色者）　滑石（各半兩）　半夏（酒浸一宿湯洗七次）
黑附子（炮）　南星（醋浸一宿湯洗七次）
爲末每服一錢用虀汁半盞滴麻油一點如錢大
抄藥在油珠上須臾墜下去其虀與兒服隨用温
虀汁三五口壓下

長生丸

檳榔　枳實（炒各一兩）　木香（半兩）　砂仁
半夏　丁香　肉荳蔲（煨）　全蝎（二十枚去尖）
爲末飯丸如黍米大一周兒服五十丸空心米飲
下

前胡厚朴散

前胡　白术　人參　陳皮

良薑炒　藿香　甘草炙　厚朴各等分

每服三錢水一盞煎七分服

補脾益真湯

木香　當歸　人參　黄芪

丁香　訶子肉　陳皮　厚朴

甘草炙　草菓　茯苓　肉荳蔻

白术　官桂　半夏　附子炮各等分

蝎子炒每用一箇

右㕮咀每三錢薑二片棗一枚水煎

白餅子

滑石　輕粉　半夏　南星各一錢

巴荳一十四箇去皮膜水一升煑水盡爲度

右研匀巴荳後入衆藥糯米飰丸菉荳大捏作餅子三歲巳上三五餅子巳下一二餅子煎葱白湯下臨臥服

益黄散 一名補脾散

陳皮一兩　青橘皮　訶子肉　甘草炙各半兩

丁香二錢

右爲麤末每二錢水一盞煎至六分食前温服

消積丸

丁香九箇　縮砂十二箇　巴荳二箇去皮膜油　烏梅肉三箇

右爲末糊丸黍米大三歲巳上三五丸巳下二三丸温水下無時

沉香海金砂丸

沉香二錢 海金沙 輕粉各一錢 牽牛頭末一兩

右爲末研獨頭蒜如泥丸桐子大每五十丸燈心湯下

塌氣丸

陳皮 蘿蔔子炒各半兩 木香

胡椒 草荳蔻 青皮各三錢 蝎稍二錢半

右爲末糊丸桐子大每服三十丸米飲下小兒丸麻子大桑皮湯下

宣風散

檳榔二箇 陳皮 甘草各半兩 牽牛四兩半生半炒

右爲末三二歲蜜湯調半錢巳上一錢食前服

蘭香散

蘭香葉二錢燒灰　銅青五分　輕粉二字

右爲末貼瘡上

白粉散　治癬諸瘡

烏賊魚骨三匕　白芨末二匕　輕粉一匕

右爲末漿水洗貼

褊銀丸

巴荳去心膜油　水銀各半兩　好墨八錢火燒醋淬研

麝香五分別研　黑鉛二錢半同水銀結砂子

右將巴荳墨研勻和入砂子麝香陳米粥丸菉荳大捻褊一歲一丸五歲已上五六丸薄荷湯放冷送下

生犀散

地骨皮　赤芍藥　柴胡　乾葛各一兩

甘草半兩

右爲麁末每服一二錢水一盞煎七分温服

香瓜丸

胡黄連　大黄瓜一箇　大黄濕紙裹煨　柴胡

鱉甲醋炙　黄蘗　黄連　蘆薈

青皮各等分

右除黄瓜外同爲細末將黄瓜割去頭塡入諸藥至滿却蓋口用杖子揷定慢火内煨熟將黄瓜及藥同糊丸如菉荳大每三二丸冷漿水下大者五七丸至十丸

補陽湯

黄蘗　橘皮　葛根　連翹
蝎稍　甘草炙已上各一分　升麻
黄芪　柴胡各二分　當歸身　麻黄各三分
呉茱萸　生地黄　地龍各五分
右㕮咀作一服水煎

百祥丸

紅牙大戟不以多少陰乾漿水煮極軟去骨曬乾復内元汁中煮盡焙爲末水丸粟米大每服一二十丸研赤脂麻湯下無時

牛李膏　又名必勝膏

牛李子不以多少取汁石器中熬成膏子每服皂子大煎杏膠湯化下

抱龍丸

雄黄一分水飛　辰砂半兩別研　天竺黄一兩　南星四兩焙

麝香半兩另研

爲末甘草水丸皂子大温水化下

異功散　治痘瘡

木香　官桂　當歸　人參

茯苓　陳皮　厚朴　丁香

肉荳蔻各二錢半　附子炮去皮臍　半夏錢半

白术二錢

右爲粗末每三錢薑五片棗三枚水煎

木香散　治痘瘡

木香　大腹皮　人參　桂心

赤茯苓　青皮　前胡　訶梨勒

半夏　丁香　甘草炙各等分

右粗末每服三錢薑三片水煎

人參麥門冬散

麥門冬二兩　人參　甘草炙　陳皮

白术　厚朴各半兩

右粗末每服三錢水煎

塗顖法

麝香　蜈蚣末　牛黄末　青黛各一字匕

蝎尾半錢　薄荷葉五分

右同研勻棗肉劑爲膏新綿上塗勻貼顖上四方

可出一指許火上炙手頻熨

浴體法

烏蛇肉酒浸焙　白礬　青黛各三錢

天麻二錢　蝎尾去毒　硃砂各五分　麝香一字

右爲末每用三錢水三椀桃枝一握并葉五七枝

同煎十沸温浴勿浴背

中和湯　即十奇湯

菖蒲　牛蒡子　羌活　川芎

防風　漏蘆　荆芥　麥門冬

前胡　甘草　右㕮咀水煎

石膏湯

即前竹葉石膏湯

黑散子　治變蒸

麻黄去節　大黄　杏仁和皮各一錢

右燒存性爲末每服一字水半盞煎服於温暖處

連進之得汗瘥

紫丸子

赤石脂　代赭各一兩　巴荳三十枚　杏仁五十枚

爲末巴荳杏仁别研爲膏相和更擣二千

若硬入少蜜同擣之密器中收滿月

丸百日兒服小荳大一丸